Heilen mit Kamille

Susanne Poth

Heilen mit
KAMILLE

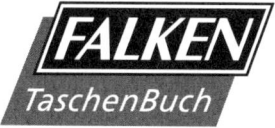

Im FALKEN Verlag sind zahlreiche Titel zum Thema „Naturheilkunde" erschienen.
Bitte fragen Sie in Ihrer Buchhandlung.

Herausgeber dieses Titels ist der Leiter der Gesundheitsredaktion des
Bayerischen Rundfunks, Herr Dr. Hans H. von Wimpfen.

In Zusammenarbeit mit der TR-Verlagsunion GmbH, München

Dieses Buch wurde auf chlorfrei gebleichtem
und säurefreiem Papier gedruckt.

Die Deutsche Bibliothek – CIP-Einheitsaufnahme

Poth, Susanne:
Heilen mit Kamille / Susanne Poth. (Hrsg. dieses Titels ist Hans H. von Wimpfen). -
Orig.-Ausg. - Niedernhausen/Ts. : FALKEN TaschenBuch, 1996
    ISBN 3-635-60248-5

Originalausgabe
ISBN 3 635 60248 5

Umschlaggestaltung: Zembsch' Werkstatt, München
Layout: Horst Bachmann
Redaktion: Sabine Weeke
Herstellung: Helmut Dreißigacker
Titelbild: Superbild, Grünwald/Schmidbauer
Zeichnungen: Daniela Schneider, Frankfurt
Druck: Paderborner Druck Centrum

Die Ratschläge in diesem Buch sind von der Autorin und vom Verlag sorgfältig erwogen
und geprüft, dennoch kann eine Garantie nicht übernommen werden. Eine Haftung der
Autorin bzw. des Verlags und seiner Beauftragten für Personen-, Sach- und Vermögens-
schäden ist ausgeschlossen.

817 2635 4453 6271

Inhaltsverzeichnis

Altbewährt und trotzdem nicht von gestern

Kaum eine Arzneipflanze hat bei uns eine so große Bedeutung wie die Echte Kamille. Sie ist die bekannteste und meistgebrauchte Heilpflanze überhaupt. Dafür gibt es zahlreiche Gründe. Zum einen hat die Kamille eine sehr lange Tradition und wurde uns Generation für Generation schon von unseren Müttern und Großmüttern ans Herz gelegt, zum anderen gehört sie mittlerweile zu den am besten untersuchten Heilpflanzen überhaupt. Viele der in der Volksmedizin gebräuchlichen Anwendungen wurden durch zahlreiche Studien wissenschaftlich untermauert.

Dabei ist die Kamille weitestgehend das geblieben, was sie war: ein Naturheilmittel. Zwar wurde oft versucht, die wirksamen Bestandteile der Kamille zu isolieren oder auch synthetisch herzustellen, doch die damit erzielten Erfolge reichten nicht an die Gesamtwirkung der Pflanze heran.

Die Kamille ist damit unter den Heilpflanzen das klassische Beispiel dafür, daß, wie Aristoteles sagte, das Ganze mehr ist als die Summe seiner Teile. Die natürliche Zusammensetzung des Arzneimittels Kamille garantiert ihre Wirkung und gleichzeitig ihre gute Verträglichkeit.

Dieses Buch zeigt auch, daß bei bestimmten Krankheiten und Beschwerden Pflanzen – richtig angewandt – eine Behandlung mit synthetischen Arzneimitteln ersetzen können. Dafür braucht es vielleicht etwas Geduld und - wegen der regelmäßigen Anwendung über einen längeren Zeitraum - die Mitarbeit des Patienten. Wenn wir dabei aber den Einsatz von Antibiotika und anderen Arzneimitteln, die mehr oder minder starke Nebenwirkungen aufweisen, vermeiden können, sollte uns das die Mühe wert sein.

Apothekerin Susanne Poth

Geschichte der Kamille

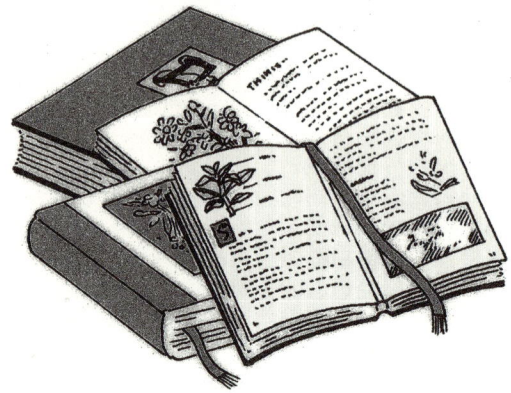

Die Geschichte der Kamille läßt sich bis in die Antike zurückverfolgen, obwohl ihre Heilwirkung wahrscheinlich schon viel länger genutzt wurde. Es gibt Hinweise, daß sie in der altägyptischen Medizin zur Blume des Sonnengottes erhoben und gegen Fieber eingesetzt wurde. Auch Hippokrates von Kos, der griechische Arzt, der von 460 bis 377 vor Christus lebte, soll bereits mit der Kamille kuriert haben. Erste schriftliche Zeugnisse stammen allerdings erst aus dem ersten Jahrhundert nach Christus. Sie sind in der Arzneimittellehre „De materia medica libri quinque" von Pedanios Dioskurides aus Anazarba in Kilikien zu finden. In dem wohl bedeutendsten medizinischen Werk des Altertums beschreibt Dioskurides unter anderem die Wirkung der

Kamille gegen Fieber, Augenleiden, Gallenleiden und Gelbsucht. Als Tee regt sie das Harnen an, löst Monatsblutung aus, lindert Blähungen und Eingeweideschmerz. Zerkaut hilft sie bei Mundfäule. Als Salbe verarbeitet sollte Kamille sogar den Tod eines Kranken prognostizieren: Wenn der Kranke die Salbe mit dem Oberkörper ausschwitzt, wird er schnell sterben, wenn er mit dem Unterkörper ausschwitzt, wird er langsamer sterben. Die Gelehrten des Mittelalters wußten die Heilkraft der Kamille ebenfalls zu schätzen. Arabische Ärzte nutzten die heilende Wirkung der Kamille auf die Haut. Sie stellten aus der Pflanze ein Öl her, das äußerlich auf Wunden aufgebracht wurde. Abgesehen von der medizinischen Anwendung wurde sie wegen des angenehmen Geruchs, der ausströmt, wenn man auf die Pflanze tritt, in den Wohnräumen auf dem Boden ausgestreut.

Zahlreiche Kräuterbücher des 16. und 17. Jahrhunderts weisen auf die Bedeutung der Heilpflanze hin. In seinem „New Kreutter Buch" aus dem Jahre 1539 schreibt der Theologe und Botaniker Hieronymus Bock:

„Die gantz gemein Chamill, ist des Doktor Recipe eins, dann ohn diese Blum, können sie nit vil außrichten.

Es ist bei allen Menschen kein breuchlicher Kraut in der Artznei als eben die Chamillenblumen, dann die werden beinahe zu allen bresten gebraucht."

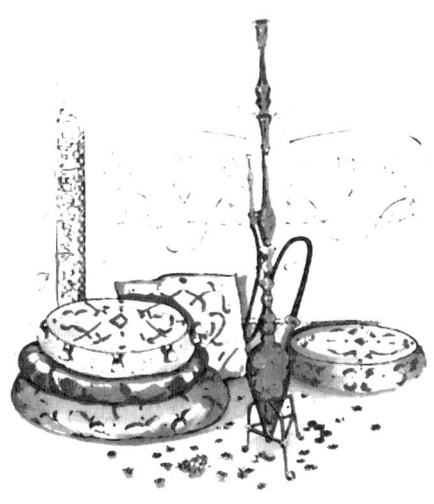

In die heutige Sprache übersetzt: Die Echte Kamille ist das wichtigste Heilmittel des Arztes, denn ohne sie wäre er hilflos. Es gibt kein wichtigeres Arzneimittel als die Kamille, denn sie ist bei nahezu allen Gebrechen wirksam.

Theophrastus Bombast von Hohenheim, bekannter unter dem Namen Paracelsus, und Petrus Andreas Matthioli rühmen die krampflösende Wirkung des Kamillenöls bei Schmerzen in Magen und Darm, was der heutigen Verwendung schon sehr nahe kommt. Matthioli erwähnt in seinem Kräuterbuch von 1590 auch bereits das blaue ätherische Öl, das aus der Kamille destilliert wird:

„Es wirdt auch von den erfahrnen Apoteckern und Chymicis auß den Chamillenblumen ein schön blau Oel distillirt, welches zu vielen innerlichen mängeln, sonderlich aber wider das grimmen gebraucht, etliche tröpfflin in einer warmen Brühe, gar trefftig ist."

Er beschreibt in seinem Buch die innerliche Anwendung bei Lungengeschwüren, Unterleibsbeschwerden und bei allen Arten von Frauenleiden. Gegen Blähungen weiß er gar ein abenteuerliches Rezept:

„Brenne den Knochel vom Schweinenfuß, biß er weiß wirdt, stoß in zu Pulver, und nimb deß Pulvers ein quentle in einem trunck Wein, darinnen zuvor Chamillen gesotten ist, es hilfft ohn zweiffel."

Aber Matthioli beschreibt auch die Bedeutung der Kamille bei äußerlicher Anwendung und die stimmt weitgehend mit den modernen Erkenntnissen überein. Er beschreibt die günstige Wirkung eines Kamillenbades bei Wunden und Hautschäden, bei Hämorrhoiden und daß die Haut dadurch sanft und weich werde.

Die Anwendung bei Gelbsucht und Gallenleiden, die sowohl bei Matthioli als auch bei Paracelsus beschrieben wird, hat dagegen keinerlei Bedeutung mehr. Sie geht auf die Farbe der Kamillenblüte zurück. Nach der Signaturenlehre von Paracelsus weisen Farbe, Geruch, Geschmack, manchmal auch die Form einer Pflanze, auf ihre Heilwirkung hin. Bohnen zum Beispiel wurden wegen ihrer typischen Form als Heilmittel bei Nierenleiden verschrieben. Die Heilkundigen früherer Zeiten versuchten, die gelben Krankheiten mit gelben Mitteln zu kurieren, die auf Messingtellern gereicht wurden. Die gelben Blütenköpfchen der Kamille wurden mit der gelben Haut- und Augenfarbe bei der Gelbsucht und der gelblichen Farbe von Galle in Verbindung gesetzt. Die Signaturenlehre spielt auch heute noch in einigen Naturheilverfahren eine wichtige Rolle, wie zum Beispiel in der Anthroposophie.

Im „Buch der rechten Kunst zu destillieren" von 1500 zeigt

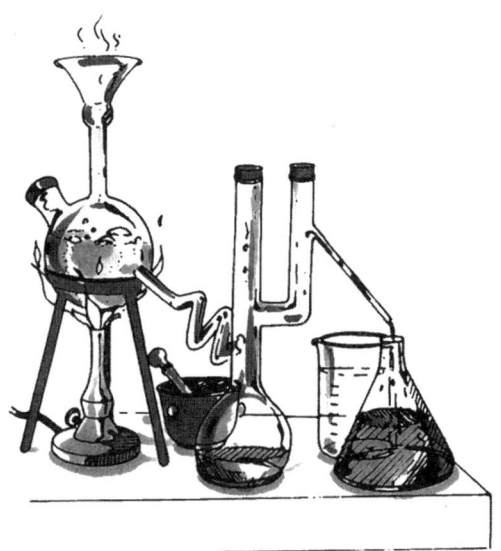

Hieronymus Brunschwig, wie das Kamillenöl gewonnen werden kann. Es wird wegen seiner Farbe auch Blauöl genannt. Damals war man sehr verwundert, daß aus einer gelben Pflanze ein blaues Öl gewonnen werden konnte und schrieb die Farbe dem Kupfergehalt des Destilliergefäßes zu. Erst in der Mitte des 17. Jahrhunderts wurde feststellt, daß das Öl auch in Glasgefäßen blau wird.

Über das Geheimnis der blauen Farbe und den Grund für die Heilwirkung gaben erst die Analysen des ätherischen Öls mit den chemischen Methoden des 20. Jahrhunderts Aufschluß. Nach und nach gelang es den Wissenschaftlern, die einzelnen Wirkstoffe der Kamille zu isolieren. Anders als bei manchen Pflanzenwirkstoffen, die seit der Entdeckung ihrer chemischen Zusammensetzung nur noch künstlich hergestellt werden und deren pflanzlicher Ursprung in Vergessenheit geraten ist, blieb die Kamille als Pflanzentherapeutikum unersetzlich. Vor allem als Kräutertee erfreut sie sich größter Beliebtheit – nur Pfefferminztee wird noch häufiger getrunken.

Durch die Jahrhunderte liest man in nahezu allen Schriften, die sich mit Heilpflanzen befassen, über die rühmlichen Eigenschaften der Kamille: Von Haller beschreibt in seinem Medizinischen Lexikon von 1755 die krampf- und schmerzstillende Wirkung und Hufeland

lobt Anfang des 19. Jahrhunderts die Kamille zur Behandlung von Magengeschwüren. In allen Naturheillehren wird die Kamille hochgeschätzt. Sowohl in der Phytotherapie, der Homöopathie, der Anthroposophie, der Kneipp-Therapie und der Aromatherapie findet die beliebte Heilpflanze, die 1987 zur Arzneipflanze des Jahres gewählt wurde, Verwendung. Und nicht nur Heilkundige, sondern auch Literaten preisen die Kamille: Wilhelm Busch läßt seinen Helden Tobias Knopp zu Kamillentee greifen, als dessen Tochter Julchen Blähungen hat. Busch reimt:
„Er bedenkt, daß die Kamille manchmal manche Schmerzen stille" – und es funktioniert. Kurz darauf macht Julchen ein kleines Malheur ins Ehebett.
Durch die Änderung des Arzneimittelgesetzes im Jahre 1976 gab man sich mit der Erfahrungsmedizin nicht mehr zufrieden. Es wurde die Forderung aufgestellt, daß für alle Arzneimittel ein Nachweis über das Verhältnis von Nutzen und Risiko anzuführen sei. Das galt auch für alle pflanzlichen Arzneimittel. Eine Gruppe von Experten des Bundesgesundheitsamtes in Berlin (heute: Bundesinstitut für Arzneimittel) beschäftigte sich ausschließlich mit der Beurteilung der Heilpflanzenwirkungen. Diese Expertenrunde, genannt Kommission E, beurteilte die vorgelegten Forschungsergebnisse. Wirkungen, Nebenwirkungen, Anwendungsempfehlungen, Gegenanzeigen und Wechselwirkungen mit anderen Medikamenten wurden beurteilt und in einer sogenannten Monographie zusammengefaßt. Man unterscheidet in Positivmonographie, Negativmonographie und Nullmonographie.
Eine Positivmonographie bedeutet, daß die angegebene Wirkung durch Versuche unter festgelegten Bedingungen bestätigt werden konnte und allenfalls geringe Nebenwirkungen auftreten. Treten nicht vertretbare Nebenwirkungen auf, spricht man von einer Negativmonographie. Konnte für die in der Volksmedizin beschriebenen Wirkungen kein Beweis erbracht werden, aber auch keine schädlichen Nebenwirkungen festgestellt werden, sprechen die Experten von einer Nullmonographie. Die Kamille bekam bei diesem Verfahren eine Positivmonographie. Für viele Anwendungsgebiete der Erfahrungsmedizin konnte ihre Wirkung bestätigt werden. Damit wurden die Kamille und die daraus hergestellten Präparate zu wissenschaftlich anerkannten Arzneimitteln, denen nunmehr auch die Anhänger der Schulmedizin vertrauen.

Woher kommt der Name?

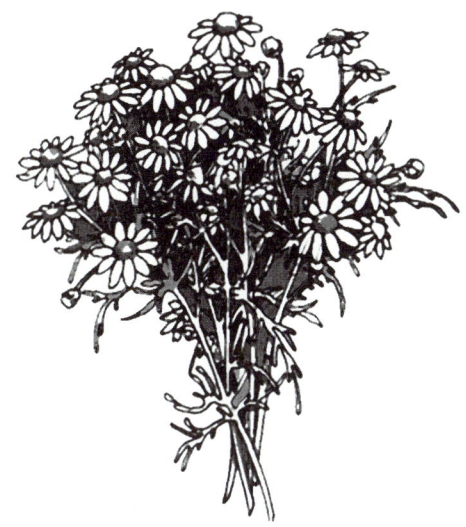

Die bei uns so hochgeschätzte Heilpflanze ist nicht irgendeine Kamille, sondern die Echte Kamille mit dem lateinischen Namen Matricaria chamomilla. Der lateinische Name weist bereits auf eine ihrer vielen Heilwirkungen hin: Ursprünglich wurde die Kamille im Wochenbett, bei Menstruationsschmerzen und zahlreichen Frauenkrankheiten eingesetzt. „Matricaria" leitet sich ab vom lateinischen „mater" also Mutter, und deutet auf die Gebärmutter hin. Hier wirkt die Kamille entkrampfend. Das hat der Heilpflanze den Beinamen Mutterkraut verschafft. In manchen Regionen heißt sie deshalb auch heute noch Muderkrud oder Mägdeblume.

Der Artname Chamomilla hat seinen Ursprung wahrscheinlich in den lateinischen Worten „chamai" und „melon" – übersetzt „kleinwüchsiger Apfel". Gajus Plinus Secundus (23 bis 79 nach Christus), der eine umfassende Naturgeschichte schrieb, soll diesen Begriff gewählt haben, weil ihr Geruch an Äpfel erinnert. Manchmal heißt die Kamille auch heute noch Apfelkraut. Aber auch Kühmelle, Haugenblum, Lungenblume, Hermännle, Hermel oder Kummerblume wird die Pflanze bisweilen getauft. Jedoch hat sich keine dieser volkstümlichen Bezeichnungen jemals richtig durchsetzen können, wie es bei anderen Pflanzen der Fall ist. Auch im Volksmund blieb der lateinische Name Chamomilla am populärsten, er wurde lediglich zu Kamille eingedeutscht.

Auch in der Symbolik hat die Kamille ihre Bedeutung: Die unauffällige Pflanze mit der großen Heilwirkung gilt als Sinnbild für die mit Kraft gepaarte Bescheidenheit. Deshalb sollen sich im Volksglauben Jungfrauen, die an einer Kamille vorübergehen, demütig vor ihr verbeugen. Der Mädchenname Camilla bedeutet edelgeborene Opferdienerin oder Altardienerin. Der in Italien gebräuchliche Vorname Camillo bedeutet ebenfalls edelgeborener Opfer- oder Altardiener, was Giovanni Guareschi wahrscheinlich dazu veranlaßte, seinen Romanhelden aus „Don Camillo und Peppone" ebenso zu nennen.

ALTES BLUMENORAKEL

Wer einen Strauß Kamille pflückt und überreicht, wünscht dem Beschenkten, daß alle seine Wünsche in Erfüllung gehen.

Botanik einer Heilpflanze

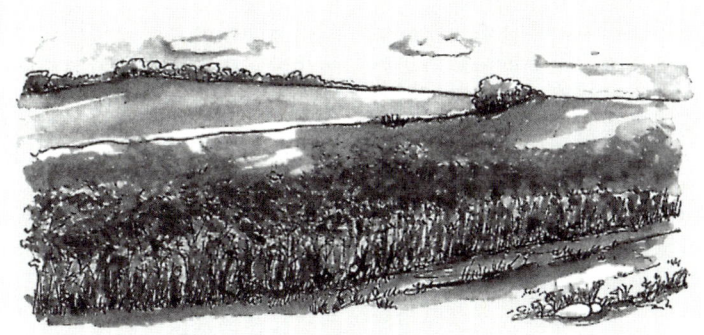

Mit der einheitlichen botanischen Bezeichnung unserer Echten Kamille tun sich die Fachleute allgemein etwas schwer. So findet man in der Literatur und im Deutschen Arzneibuch sowohl die botanischen Bezeichnungen Matricaria recutita L., Matricaria chamomilla als auch Chamomilla recutita (L.) Rauschert. Es handelt sich dabei um die gleiche Pflanze, die von verschiedenen Wissenschaftlern unterschiedlich systematisiert wurde – zur Verwirrung aller Nicht-Botaniker. Das große L. weist darauf hin, daß Carl von Linné, der bedeutende schwedische Naturforscher, die Heilpflanze botanisierte. Durch seine Einteilung der Pflanzenwelt wurde die Echte Kamille von ähnlichen Arten, zu denen beispielsweise die Hundskamille gehört, getrennt.

Kraut oder Unkraut?

Die Kamille hat an den Boden, auf dem sie wächst, ausgesprochen geringe Ansprüche. Da sie sich am liebsten auf Schutthalden, Müllplätzen und zwischen Häuserruinen ausbreitet, bezeichnet man sie auch als Ruderalpflanze (rudus = Geröll, Schutt).

Auch wenn sie diese tristen Plätze begrünt, wird die krautige Pflanze selten als Zierde empfunden. Besonders zwischen Getreidepflanzen macht sie sich eher als Unkraut unbeliebt.

Die Kamille wird etwa einen halben Meter hoch. An einem aufrechten, verzweigten Stengel sitzen die gefiederten Blätter, die so schmal sind, daß sie kaum noch als solche erkannt werden. Etwas trostlos wirkt das Kraut, bis im Mai an den Enden der langen Stiele die Blütenstände aufgehen, und ein Kamillenfeld in einen herrlichen weißgelben Teppich verwandeln. Nun geht ein Köpfchen nach dem anderen auf, so daß die Blüten der einjährigen Pflanze bis in den Spätsommer geerntet werden können.

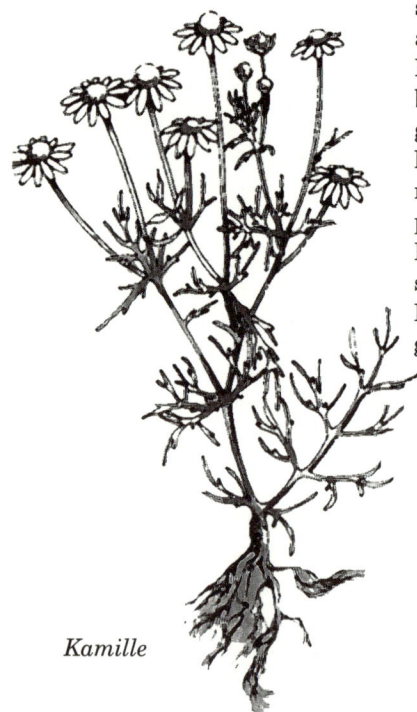

Kamille

Der Blütentrick – mehr Scheinen als Sein

Was auf den ersten Blick wie eine einzige kleine Blüte aussieht, besteht in Wirklichkeit aus vielen winzigen Einzelblüten, die sich zu einer großen Scheinblüte zusammengeschlossen haben. Rund 500 zwittrige, gelbe Röhrenblüten in der Mitte werden von etwa 15 weißen, weiblichen Zungenblüten besser zur Geltung gebracht. Die große Scheinblüte ist viel auffälliger und zieht leichter die Aufmerksamkeit der Insekten auf sich, die sie zum Bestäuben braucht. Das verschafft der Pflanze Vorteile gegenüber der Konkurrenz. Zu Beginn der Blüte ist das Köpfchen in der Seitenansicht fast flach wie eine Scheibe. Doch wenn die Röhrenblüten Ring für Ring von unten nach oben aufblühen, wölbt sich der hohle Blütenboden kegelförmig nach oben, und die weißen Zungenblüten klappen nach unten. Die Scheinblüte ist ein typisches Merkmal für die Familie, aus der die Kamille stammt und die deshalb Korbblütler oder Kompositen (früher „Compositae", heute: „Asteraceae") genannt werden. Auch Sonnenblumen, Astern, Gerbera und sogar die Artischocke entstammen aus dieser Familie. Schauen Sie sich die etwa zehn Millimeter lange und drei Millimeter breite Zungenblüte genauer an. Die winzige gelbe Röhre geht in die weiße, eiförmiggestreckte Zunge über. An den drei Zähnchen am Ende der Zungenblüte können Sie erkennen, daß sie aus drei miteinander verwachsenen Blütenblättern besteht.

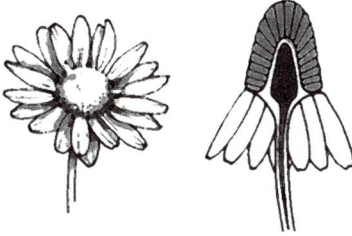

Um die Röhrenblüten betrachten zu können, müßten Sie eine starke Lupe zu Hilfe nehmen – sie sind nur zwei Millimeter groß. Die zu einer Röhre verwachsenen Blütenblätter, auf die nur noch die fünf Zipfel am oberen Ende hinweisen, umgeben die fünf zu einer Röhre verklebten Staubblätter, in die die Pollen entleert werden. Am unteren Ende von Zungenblüten und Röhrenblüten befinden sich die bräunlichen Fruchtknoten, in denen sich jeweils ein Same in einer Nußfrucht bildet. Wenn die Pflanze auch nur ein Jahr überdauert, erzeugt sie in dieser Zeit 50 000 solche winzige Nüßchen.

Blick durchs Mikroskop

Unter dem Mikroskop sehen Sie die dreieckigen Pollen, die an jeder Seite mit einer stacheligen Außenwand überzogen sind. An den drei Ecken befindet sich eine Pore, durch die der Keimling sprießen kann.

Ein weiteres typisches Merkmal der Korbblütler erkennt man bei starken Vergrößerungen. Die Blüten sind überzogen mit kleinen Behältern zum Aufbewahren des ätherischen Öls. Bei den Korbblütlern haben sie eine ganz besondere Form: die Kompositendrüsenhaare. Sie bestehen aus drei bis fünf Paar übereinandergestapelter Zellen, die mit einem abgehobenen Häutchen ballonartig überzogen sind. Diese Zellen (Exkretionszellen) produzieren das ätherische Öl und geben es an die winzige Blase ab. Das wertvolle Ausscheidungsprodukt sammelt sich unter dem Häutchen. Beim Zerreiben platzt der Ballon und das duftende Öl wird frei. An diesen, für die Familie der Korbblütler charakteristischen Drüsenhaaren lassen sich enge Verwandte wie die Arnika, die Schafgarbe und der Wermut leicht erkennen.

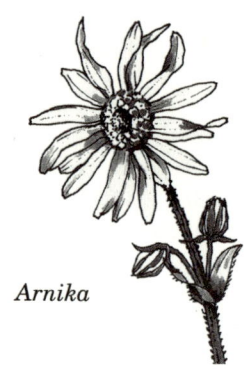

Arnika

Eine Pflanze breitet sich aus

Die Heimat der Kamille liegt wahrscheinlich in Vorderasien, Süd- und Osteuropa. Besonders wohl fühlt sich die Kamille in den salzhaltigen Steppen der Pußta. Hier kam sie früher in großen Mengen vor. Schon seit Jahrhunderten hat sie sich in fast ganz Europa ausgebreitet. Sie wurde auch nach Amerika und Australien verschleppt, und da ihr beinahe kein Wetter etwas anhaben kann, ist die Kamille heute mit Ausnahme der Tropen und der arktischen Gebiete nahezu auf der ganzen Welt zu Hause.

Das Geheimnis ihres Erfolgs

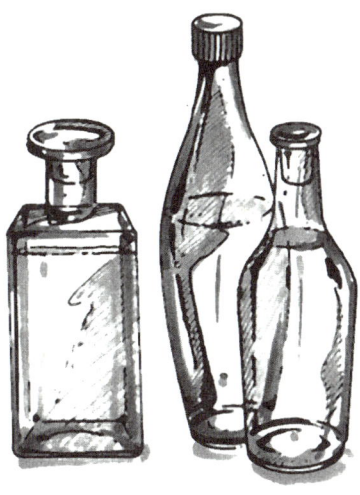

Die Kamille erkennt man nicht nur an ihrem Aussehen, sondern auch an einem zweiten unverwechselbaren Merkmal: Wenn Sie die Blüten in der Hand zerreiben, entfaltet die Kamille ihren charakteristischen angenehmen, apfelartigen Geruch. Diesen Geruch verdankt die Kamille den ätherischen Ölen, die sich in den Drüsenschuppen befinden und beim Zerreiben verduften.

Ätherische Öle gehören zu den Inhaltsstoffen der Kamille. Botaniker unterscheiden zwischen primären und sekundären Inhaltsstoffen von Pflanzen, auch Primär- beziehungsweise Sekundärstoffe genannt. Als primäre Inhaltsstoffe bezeichnen sie alle

Substanzen, die unmittelbar am Stoffwechsel beteiligt sind. Dazu gehören Kohlenhydrate, Fette, Eiweiße und Wasser. Die Sekundärstoffe entstehen als Abfallprodukte aus diesem Prozeß. Aber auch die Sekundärstoffe sind nicht nebensächlich. Sie haben für die Heilwirkung der Pflanze sogar die entscheidende Bedeutung.

Sekundäre Inhaltsstoffe – ein wirksamer Schutz

Auch für die Pflanze selbst sind die Sekundärstoffe kein unnützer Müll – im Gegenteil. In den Jahrmillionen der Evolution haben die Pflanzen einen Mechanismus entwickelt, sich gegenüber Konkurrenten zu behaupten. Sekundäre Inhaltsstoffe schützen gegen Bakterien- und Insektenbefall oder gegen gefräßige Tiere.
Das geschieht mit unterschiedlichen Mitteln. Zum Beispiel gehören zu den sekundären Inhaltsstoffen die Alkaloide, die in der Tollkirsche zu finden sind, oder die Herzglykoside beim Fingerhut. Ihre giftige Wirkung ist nicht nur Menschen, sondern auch Tieren bekannt – sie meiden diese Pflanzen. Auch die Gerbstoffe gehören zu den sekundären Inhaltsstoffen: In großen Mengen konsumiert, sorgen sie bei einigen Tieren für Verdauungsbeschwerden.
Die Aufgabe der ätherischen Öle ist es, die Pflanzen vor Bakterien und Pilzen zu schützen. Sie locken auch Insekten zur Bestäubung

an. Mit von der Wurzel ausströmenden ätherischen Ölen können Pflanzen sogar verhindern, daß der Samen der Konkurrenz in der

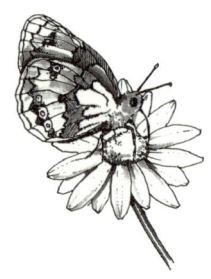

nächsten Nachbarschaft keimt. Ein guter Fraßschutz sind die Duftstoffe allerdings nicht, denn viele Pflanzen, die ätherische Öle enthalten, sind bei Raupen, Maikäfern und anderen Schädlingen äußerst beliebt.
Je nach Funktion sind die Öle nicht gleichmäßig in der ganzen Pflanze verteilt, sondern werden zum Beispiel in der Wurzel, den Blättern, den Blüten oder den Samen gelagert. Diese Pflanzenteile werden bevorzugt gesammelt und zu Heilzwecken genutzt.

Ätherische Öle – ein flüchtiges Erlebnis

Unter ätherischen Ölen versteht man die mehr oder weniger stark duftenden Stoffe, die aus Pflanzen gewonnen werden. Der Zusatz „ätherisch" bedeutet himmlisch und weist darauf hin, daß sie im Gegensatz zu den fetten Ölen leicht flüchtig sind. Sie sind ein Gemisch aus verschiedenen organischen Verbindungen, sogenannte Terpene. Jedes ätherische Öl besteht aus mehreren hundert verschiedenen Terpenen. Einige Terpene sind in der Mischung häufiger vorhanden als andere und geben somit dem Duft die charakteristische Note. In Wasser lösen sich die ätherischen Öle kaum, gut dagegen in Alkohol und allen Substanzen, die den Ölen nahestehen, sogenannte unpolare Lösungsmittel, wie Äther, Benzin, Glyzerin, Olivenöl. Die meisten sind farblos oder gelblich. Nur einige wenige fallen durch eine so intensive Farbe auf wie das Kamillenblauöl.

Chemisch gesehen handelt es sich bei den ätherischen Ölen eigentlich nicht um richtige Öle wie Oliven- oder Erdnußöl. Doch einige sind ähnlich zähflüssig und schmierig. Den Unterschied erfahren Sie folgendermaßen: Geben Sie jeweils einen Tropfen ätherischen Öls und einen Tropfen Salatöl auf ein Löschpapier. Nach einigen Stunden wird das ätherische Öl rückstandslos verduftet sein, während das fette Öl einen durchscheinenden Fleck hinterläßt. So überprüft der Apotheker, ob die Qualität der gelieferten Ware hochwertig ist. Bleibt ein Fleck auf dem Löschpapier, wurde das ätherische Öl mit billigerem fetten Öl gestreckt. Das kommt nicht selten vor, denn echte ätherische Pflanzenöle sind sehr teuer. Bei einem Fläschchen mit zehn Millilitern reinem Kamillenöl müssen Sie mit 250 DM rechnen, da zur Gewinnung beträchtliche Mengen an Pflanzenmaterial verbraucht werden. Ätherische Öle sind sehr empfind-

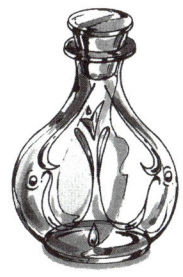

lich, sowohl gegen Luftsauerstoff als auch gegen Licht. Deshalb besser nur in kleinen Mengen kaufen und in dunklen, bis zum Hals gefüllten Fläschchen aufbewahren.

Flavonoide – überall zu Hause

Weniger bekannt als die ätherischen Öle ist eine weitere Gruppe von Sekundärstoffen, die sich ebenfalls in der Kamille befinden: die Flavonoide. Kaum ein Laie hat wohl jemals etwas von diesen Substanzen gehört, die in allen Pflanzen, vor allem in deren Blüten und Blättern, zu finden sind.

Der Begriff Flavonoide (flavus = gelb) rührt daher, daß man diese Stoffgruppe in großen Mengen in Pflanzen fand, die schon im Mittelalter zum Gelbfärben von Textilien dienten. Aber nicht alle Flavonoide sind gelb. Viele sind farblos, andere sind blau. Außer daß die Flavonoide aus dem gleichen chemischen Grundgerüst aufgebaut sind, gibt es nicht viel Gemeinsames über diese Sekundärstoffe zu berichten.

Einige Flavonoide locken Insekten an, andere töten Insekten. Sie schützen vor Mikroorganismen und haben auch einen Einfluß auf das Wachstum der Pflanze. Vermutlich bewahren sie die Pflanze auch vor Strahlenschäden. Flavonoide haben eine große Bedeutung als Arzneistoffe. Das Spektrum reicht von herzwirksam, harntreibend, über leber- und gefäßschützend bis hin zu krampflösend und entzündungshemmend.

Entdeckung der Kamilleninhaltsstoffe

Trotz der langen Tradition der Heilpflanzenkunde gelang es erst in den letzten Jahrzehnten, die Strukturen der Kamillenwirkstoffe aufzuklären und somit ihr Geheimnis zu lüften. Nach dem heutigen Wissensstand ist die Heilwirkung der Kamille im wesentlichen auf die ätherischen Öle Chamazulen, Matricin, Bisabolol sowie auf die Flavonoide zurückzuführen.

Chamazulen – der blaue Irrtum

Zwar entdeckte der französische Chemiker Piesse bereits Ende des vorherigen Jahrhunderts die blaue Substanz des Kamillenöls, das Chamazulen. Wie sich aber später herausstellte, liegt Chamazulen in der Kamillenblüte gar nicht unmittelbar vor, sondern entsteht erst bei der Destil-

lation mit Hilfe von Wasserdampf aus dem Matricin. Das erklärt auch warum die Kamillenblüten gelb, das durch Wasserdampfdestillation gewonnene ätherische Öl aber blau ist.
Das Matricin selbst konnte erst 1982 nachgewiesen werden. Neueren Untersuchungen zufolge weist Chamazulen eine bessere entzündungshemmende Wirkung auf als Matricin.

Bisabolol – einer für alles

Besonders ausgeprägt ist die entzündungshemmende Wirkung des 1951 erstmals isolierten Bisabolols, das in seiner Wirkungsstärke durchaus mit chemischen Arzneimitteln konkurrieren kann – ohne dabei die entsprechenden Nebenwirkungen aufzuweisen.
Für Bisabolol konnten sehr gute Wirkungen bei Hautverbrennungen beobachtet werden. Es fördert die Wundheilung und Neubildung der Haut. Weiterhin wirkt es krampflösend und stoppt das Wachstum von Bakterien und Pilzen. In Versuchen konnte sogar eine fiebersenkende Wirkung nachgewiesen werden. Diese wichtige Substanz, die man übrigens auch in der Schafgarbe findet, ist mit bis zu 50 Prozent der Hauptbestandteil des Kamillenöls.

Die wasserlöslichen Substanzen

Neben den ätherischen Ölen haben auch die Flavonoide der Kamille eine bedeutende Heilwirkung. Die wichtigsten Flavone der Kamille haben so komplizierte Namen wie Apigenin, Luteolin und Quercetin. Sie wirken an der Eingeweidemuskulatur sehr gut krampflösend und auch entzündungshemmend. In Tierexperimenten konnte man beobachten, daß die Flavonoide sogar Tumoren vorzubeugen vermögen. Das hat bislang jedoch noch keine therapeutische Bedeutung.

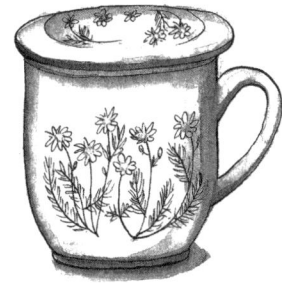

Das Besondere an den Flavonoiden ist, daß sie im Gegensatz zu den ätherischen Ölen fast alle wasserlöslich sind, sie sich also im klassisch hergestellten Tee wiederfinden. Die Wirkung von Teezubereitungen und Kamillenbädern, die lange Zeit belächelt wurde, da nur wenig ätherisches Öl gelöst wird, konnte damit auch wissenschaftlich erklärt werden.

Isolation einzelner Inhaltsstoffe oder Heilen mit Gesamtauszügen?

Durch die Möglichkeiten moderner Labortechnik können einzelne Komponenten der ätherischen Öle isoliert und in hohen Konzentrationen angewandt werden. Einige Stoffe können sogar synthetisch nachgebaut werden. Eine meist preiswerte Alternative zum Anbau von Heilpflanzen. Man fragt sich also zu Recht, ob die Chemie die Natur hier nicht ersetzen kann.

Auch wenn die Kamille zu den am besten untersuchten Heilpflanzen überhaupt gehört, sind noch nicht alle Strukturen und ihre Wirkung aufgeklärt. Bisabolol, Matricin und die genannten Flavonoide sind nur einige, wenn auch sehr bedeutende Inhaltsstoffe der Kamille. Aber auch andere Substanzen, die sogenannten Begleitstoffe, sind an der Heilwirkung der Kamille beteiligt. Diese geringeren Effekte sind deshalb bedeutend, da sie die Wirkung der Hauptinhaltsstoffe verstärken. In zahlreichen Versuchen konnten die Forscher feststellen, daß das Zusammenspiel aller Faktoren viel wirksamer ist, als die Summe der einzelnen Wirkungen. Deshalb ist es nicht sinnvoll, einzelne Stoffe zu isolieren oder synthetisch herzustellen, um sie in höheren Konzentrationen anzuwenden. Erst das Zusammenspiel der vielen Komponenten macht die Wirkung einer Heilpflanze aus.

Die ganze Kamillenwirkung ist mehr als die Summe der einzelnen Inhaltsstoffe.

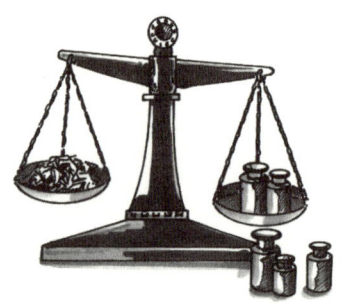

Heilen und Pflegen mit Kamille

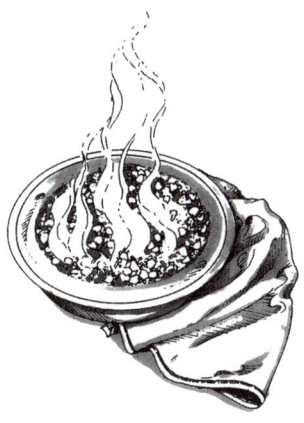

Was sich volksmedizinisch schon lange bewährt, wurde in zahlreichen wissenschaftlichen Untersuchungen bestätigt. Bei entzündlichen und krampfartigen Beschwerden im Magen-Darm-Bereich, Erkrankungen der Atemwege, bei Haut- und Schleimhautentzündungen, auch im Anal- und Genitalbereich, wird der Einsatz von Kamillenzubereitungen empfohlen. Sie können hier je nachdem allein oder zur Unterstützung anderer therapeutischer Maßnahmen sowohl innerlich als auch äußerlich eingesetzt werden.

Die Phytotherapie (phytos = Pflanze) ist die Wissenschaft von der Anwendung pflanzlicher Heilmittel beim kranken Menschen. Der Begriff wurde von Henri Leclerq (1870 bis 1955) eingeführt und macht deutlich, daß die Pflanzenheilkunde mehr ist als „Kräuterauflegen", nämlich eine Lehre, deren Inhalte wissenschaftlich überprüft wurden.

Als Phytotherapeutika gelten allerdings nur solche Arzneimittel, die aus Pflanzen oder Pflanzenteilen bestehen oder daraus hergestellt wurden. Reinsubstanzen, wie beispielsweise Morphin oder Digitalis aus dem Fingerhut, die aus Pflanzen isoliert wurden, gehören nicht dazu.

Gutes für den Magen

Magen-Darm-Erkrankungen sind zur Volkskrankheit geworden. Kaum einer, der sich nicht schon mal den Magen verdorben hat oder auf Streß mit Magenschmerzen oder Durchfall reagiert hat. Aber auch Fälle andauernder Beschwerden des Verdauungstraktes treten häufig auf. In vielen Fällen ist die Ursache psychosomatisch, das heißt, was auf unserer Seele lastet, schlägt uns auf den Magen. Oft handelt es sich um unausgesprochene Probleme. Oder die Anforderungen in Beruf und Freizeit wachsen über den Kopf. Bevor eine Therapie, egal welcher Art, eingeleitet wird, sollte über diese Probleme gesprochen werden.

Auch die Ernährung spielt bei Magenproblemen eine nicht zu vernachlässigende Rolle. Obwohl sich das Ernährungsbewußtsein allgemein geändert hat, ißt die Mehrzahl der Deutschen nach wie vor zu fett, zu süß und zu ei-

weißreich, dafür aber zu ballaststoffarm. Und es kommt nicht nur darauf an, was man ißt, sondern auch wie man ißt. Wer seine Nahrung regelrecht verschlingt, darf sich nicht wundern, wenn Magen und Darm dagegen rebellieren.

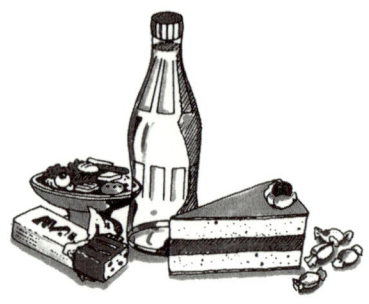

Wichtige Vorbereitungen auf den Verdauungsprozeß werden dadurch einfach übergangen.

Dabei ist es so wichtig, eine Mahlzeit zu genießen. Denn allein durch den Anblick und den Geruch einer Mahlzeit wird der Magensaft bereits angeregt, und der Speichel läuft im Mund zusammen. Durch sorgfältiges Kauen werden die Nahrungsmittel zerkleinert und eingespeichelt. Nicht umsonst sagt der Volksmund: „Gut gekaut ist halb verdaut." Im Magen erwarten den Verdauungsbrei zahlreiche Verdauungshelfer, die Enzyme und Salzsäure. Jeder der schon einmal mit dieser Chemikalie experimentiert hat, weiß, wie aggressiv Salzsäure ist. Wie kann unser Körper das eigentlich verkraften? Zum Schutz gegen Selbstverdauung ist der Magen mit einer Schleimschicht ausgekleidet. Zusätzlich werden über diese Schleimschicht Substanzen abgegeben, die die Säure neutralisieren.

Eine Schädigung dieser Schutzschicht hat unangenehme, auf die Dauer gesundheitsschädigende Folgen. Zunächst kommt es zu einer Schleimhautentzündung, die mit Magenschmerzen einhergeht, vom Mediziner als akute Gastritis bezeichnet. Diese akute Form der Entzündung kann leicht chronisch werden und sogar in ein Magengeschwür übergehen, wenn dem Patienten nicht geholfen wird.

Verschiedene Faktoren werden als Ursache für solch eine Schädigung diskutiert. Ein Faktor ist eine schlechte Durchblutung der Magenschleimhaut. Man vermutet, daß Streß sowie bestimmte Schmerz- und Rheumamittel dafür verantwortlich sind. Andere

Wissenschaftler sehen die Gefahr vor allem in der erhöhten Magensäureproduktion. Sie wird ausgelöst durch Streß, schlechte Ernährung, Alkohol- und Zigarettenkonsum.

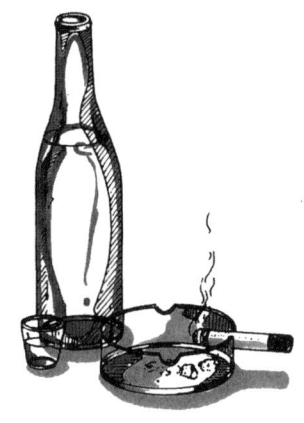

Den neuesten Erkenntnissen zufolge ist auch ein bestimmtes Bakterium, genannt Helicobacter pylori, mitverantwortlich. Damit eine Magenschleimhautentzündung nicht chronisch wird, sollte der Patient ungesunde Lebensgewohnheiten ändern und vor allem seine eigene psychische Belastung überprüfen. Gerade im Anfangsstadium von Magen-Darm-Erkrankungen leistet die

„No hurry, no worry, no curry" lautet die Devise bei Magengeschwüren, also Hetze, Streß und scharfe Sachen vermeiden.

Kamille gute Dienste. Und das gleich aus mehreren Gründen: Sie wirkt entzündungswidrig, heilungsfördernd, beruhigend, krampflösend und karminativ, das heißt, sie vermindert die Darmgase. Mit diesem breiten Wirkungsspektrum lassen sich Magenbeschwerden ganz unterschiedlicher Ursache effektiv behandeln.

Die Kamillenforscher konnten sogar einen regelrechten Schutz der durch Schmerzmittel, Alkohol und Streß geschädigten Magenschleimhaut durch Kamillenextrakte experimentell nachweisen. Als Wirkungsweise wird angenommen, daß die Kamilleninhaltsstoffe die Bildung der Magenschleimhaut anregen. Auch die antibakterielle Wirkung spielt eine Rolle und die Eigenschaft des Kamillenöls, die aus dem Bakterienstoffwechsel entstandenen Gifte zu inaktivieren.

Bei länger anhaltenden Magenbeschwerden, chronischer Gastritis und Magengeschwüren sollten Sie selbstverständlich nicht im Alleingang handeln, sondern auf jeden Fall einen Arzt aufsuchen. Eine Behandlung mit Kamille ist auch als ergänzende Therapie zu Säureblockern und zu Substanzen, die die Magensäure neutralisieren, sinnvoll. Nach Ansicht einiger bedeutender Phytotherapeuten ist die Kamille diesen Mitteln sogar überlegen. Wichtig ist, daß

die Behandlung über einen längeren Zeitraum, regelmäßig und hochdosiert durchgeführt wird. Dazu wird Sie das nächste Kapitel ausführlich informieren.

AUF EINEN BLICK

ANWENDUNG DER KAMILLE IM MAGEN-DARM-TRAKT

▶ Völlegefühl
▶ Sodbrennen
▶ akute und chronische Gastritis
▶ nervöser Reizmagen
▶ akute und chronische Darmentzündungen
▶ unterstützend bei Magen- und Darmgeschwüren
▶ Krampfzustände der Bauchorgane
▶ Blähungen

Befreiung für die Atemwege

Eines der verbreitesten Anwendungsgebiete von Kamillezubereitungen sind Hals-Nasen-Ohren-Erkrankungen. Durch die antiinfektiöse Wirkung werden sie bei Schnupfen, Schleimhautentzündungen von Nasen- und Rachenraum und Nasennebenhöhlenentzündung gleichermaßen empfohlen. In diesen Fällen sollten Sie über einem Kamillenbad inhalieren. Mit dem heißen Dampf gelangen die wertvollen Inhaltsstoffe auch in schwer erreichbare Winkel, sogar bis in die Bronchien. Deshalb wirkt sich die Kamille auch günstig auf eine chronische Bronchitis aus. Selbst bei Rauchern wirkt der Kamillendampf wohltuend und heilend.

Mundspülungen und Gurgeln mit verdünntem Kamillenextrakt haben sich bei Aphthen, das sind kleine eitrige Geschwüre im Mund, bei Zahnfleisch- und bei Mandelentzündungen bewährt. In konzentrierter Form kann der Kamilleextrakt auch mit einem Wattestäbchen auf die Wunden gepinselt werden.

In zahlreichen Untersuchungen wurde die Wirkung gegen Bakterien belegt. Darüber hinaus neutralisieren die Wirkstoffe der Kamille die von den Bakterien ausgeschiedenen Gifte und verbessern dadurch den Allgemeinzustand des Erkrankten.

Wird nach Operationen im Mund-Rachen-Raum mit Kamillenextrakten regelmäßig gespült, wird die Einnahme von Antibiotika oft überflüssig. Gleichzeitig verbessern die Inhaltsstoffe den schlechten Atem des Patienten.

Seit einiger Zeit liegen sogar Forschungsergebnisse vor, nach denen die Kamille das Immunsystem stärkt. Ähnlich wie der rote Sonnenhut (Echinacea purpurea)

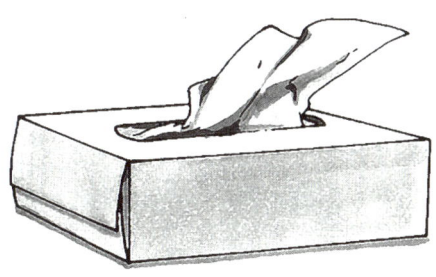

soll sie den Körper dazu anregen, sich gegen Eindringlinge zu wehren. Damit wird die Einnahme von Kamillenextrakten gerade bei Personen mit chronischen oder immer wiederkehrenden Infekten sinnvoll.

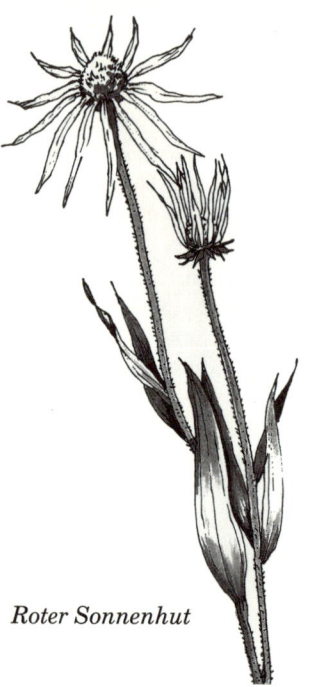

Roter Sonnenhut

> **AUF EINEN BLICK**
>
> **ANWENDUNG IN DER HALS-NASEN-OHREN-HEILKUNDE:**
> ▶ Schnupfen
> ▶ Bronchitis
> ▶ Mandelentzündungen
> ▶ Nasennebenhöhlenentzündung
> ▶ Rachen- und Kehlkatarrh
> ▶ Entzündungen der Mundhöhle und des Halses
> ▶ Zahnfleischentzündungen
> ▶ Mundgeruch
> ▶ Vorbeugung von Erkältungen

Hilfe bei Hautentzündungen

Bei der Behandlung von Wunden und Hauterkrankungen spielt neben der antiinfektiösen Wirkung auch die entzündungshemmende Komponente der Kamille eine Rolle.

Eine Entzündung ist die Reaktion des Körpers auf einen schädlichen Einfluß, egal durch welche Ursache. Die Entzündungen können in allen Körperbereichen ablaufen, und obwohl dabei ganz unterschiedliche Ursachen vorliegen – mal sind es Bakterien, mal Überbeanspruchung, mal ein Dauerreiz an einer Körperstelle – sind die Symptome doch immer gleich. Die betroffene Stelle wird rot, warm, schwillt an und schmerzt. Was ist passiert?

Durch Zerstörung des Gewebes werden Botenstoffe aus den Zellen frei. Sie sorgen dafür, daß die geschädigte Stelle besser durchblutet wird. Rötung und Überwärmung sowie Schwellung weisen darauf hin. Dadurch werden verstärkt die Blutsubstanzen herantransportiert, die den entstandenen Schaden beseitigen können, zum Beispiel die weißen Blutkörperchen. War die Mission erfolgreich, klingt die Entzündung rasch ab.

Oft ist der Prozeß damit aber noch nicht beendet, nämlich dann nicht, wenn die Botenstoffe den Entzündungsprozeß weiter in Gang halten. Dann wird der Vorgang zum Selbstläufer – die Entzündung entzündet sich selbst – sie ist nicht mehr sinnvoll und sollte gestoppt werden. Entzündungshemmende Mittel verhindern die Neubildung oder Freisetzung der Botenstoffe.

Durch Kamillenauszüge klingt die Entzündung rasch ab, und der Heilungsprozeß, der durch die Pflanze ebenfalls unterstützt wird, kann eingeleitet werden. Diese Wirkung macht die Kamille zu einem wertvollen Therapeutikum bei allen Haut- und Schleimhautentzündungen.

In zahlreichen Untersuchungen konnte festgestellt werden, daß die Kamille die Neubildung von Bindegewebe über Wunden und Geschwüren der Haut anregt, so daß sich auch hier ein günstiger Einfluß auf Hautverletzungen be-

merkbar macht. Als wichtigstes Einsatzgebiet gelten in der Dermatologie nässende Wunden, wie sie beim Hautwolf, offenen Beinen, beim Wundliegen und allergischen Ausschlägen der Fall sind. Durch Strahlenbehandlungen, wie sie bei der Krebstherapie eingesetzt werden, treten häufig große Schmerzen der Haut auf. Auch hier wirkt der Kamillenextrakt oder die Kamillensalbe durch ihre entzündungshemmenden Eigenschaften sehr günstig und hilft außerdem, die strapazierte Haut zu regenerieren.

Bei unreiner Haut

Zur Behandlung von fettiger Haut, die zu Pickeln und Mitessern neigt, bis hin zur Akne hat das ätherische Öl der Kamille die besten Voraussetzungen. Im Vergleich zur normalen Haut ist bei fettiger Haut die Talgproduktion, die durch Hormone gesteuert wird, erhöht. Durch Luftsauerstoff und Schmutzpartikelchen verfärbt sich der Talg in den Talgdrüsen zu dunklen Mitessern. Sind vor allem in der Pubertät die hormonellen Abläufe im Körper gestört, dann verstopfen durch starke Talgproduktion und Verhornungsstörungen die Talgdrüsen und Haarfollikel. Bakterien gedeihen in dieser Umgebung besonders gut und führen zur Infektion der Mitesser. Pusteln entstehen, die oft narbig abheilen. So kann der Zustand der unreinen Haut zur typischen Aknehaut werden. Unverzichtbar bei der Pflege unreiner Haut sind die gründliche Reinigung und die sorgfältige Desinfektion. Auch dafür sind die antibakteriellen und entzündungshemmenden Eigenschaften der Kamille hervorragend geeignet. Die Heilpflanze wird gern sowohl als Basis eines Gesichtsdampfbades als auch in verschiedenen Reinigungsprodukten verwendet.

> **AUF EINEN BLICK**
>
> **KAMILLE ZUR BEHANDLUNG DER HAUT**
> ▶ nässende und infizierte Wunden
> ▶ Ekzeme
> ▶ Neurodermitis
> ▶ Verbrennungen
> ▶ nach einer Strahlentherapie
> ▶ Wundliegen (Dekubitus)
> ▶ Hautwolf
> ▶ Juckreiz
> ▶ allergische Ausschläge
> ▶ Abszesse
> ▶ Akne und unreine Haut

Vom Muderkrut zum Frauentherapeutikum

Frauenleiden gehörten von alters her zu den klassischen Anwendungsgebieten der Kamille. Durch die gute Wirksamkeit gegen Bakterien, Pilze und andere Mikroorganismen, hat sich die Kamille auch in der modernen Frauenheilkunde einen Namen gemacht.

Vaginale Infektionen können durch Sitzbäder und Spülungen therapiert werden. Kliniken führen solche Behandlungen auch nach Operationen im Vaginalbereich durch.

Entzündungen der Brust, wie sie durch das Stillen auftreten, bessern sich durch Kamillensalbe.

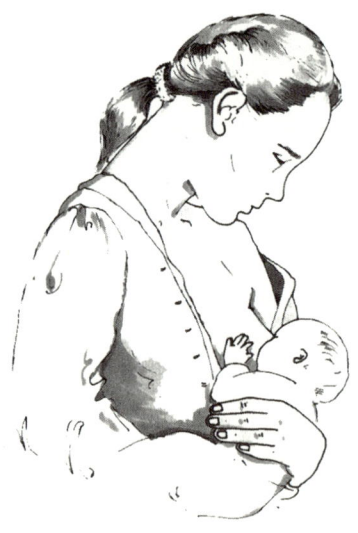

Die krampflösende Wirkung von Kamillentee kommt nicht nur Magen und Darm zugute, sondern hilft auch bei Anspannung jeglicher Eingeweidemuskulatur. So können zum Beispiel auch Menstruationsbeschwerden durch Kamille gelindert werden.

AUF EINEN BLICK

KAMILLE IN DER FRAUENHEILKUNDE:
▶ Entzündungen der Geschlechtsorgane
▶ Brustentzündungen
▶ Menstruationsbeschwerden

Schönheit für Haut und Haare

Kaum verwunderlich, daß die Kamille zu den Lieblingen der Kosmetikindustrie gehört, hält sie doch – im Gegensatz zu vielen kosmetischen Wunderstoffen – was sie verspricht. Und ihre Wirkung wurde wissenschaftlich bewiesen: Untersuchungen zeigen, daß Kamillenextrakte die Stoffwechselprozesse der Haut anregen. Die Wirkstoffe dringen sehr gut in die Haut ein und führen dort zu einer Regeneration der Hautzellen. Kamillencremes – sofern sie wirklich Kamille enthalten – tun also jedem Hauttyp gut, sind aber besonders für empfindliche und irritierte Haut geeignet. Kann die Kamille auch nicht mit der exotischen Ausstrahlung von Jojoba- oder Avocadopflanzen mithalten, so wird sie doch von den Verbraucherinnen und Verbrauchern wegen ihrer zuverlässigen und vielseitigen Wirkung sehr geschätzt. Auf Hautreizungen wirkt sie beruhigend und die heilungsanregende Wirkung macht sie besonders für After-sun-Präparate und Handcremes geeignet.

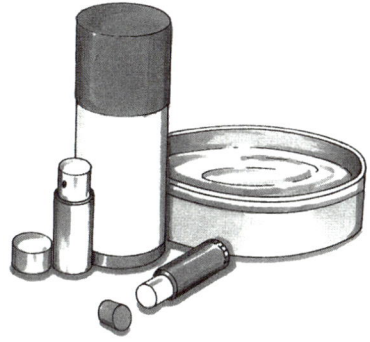

Auch in Deodorants und Mundsprays findet die Kamille Verwendung. Diese desodorierende Wirkung beruht wieder auf ihrer bakterienhemmenden Wirkung. Übrigens ist das keine Entdeckung der kosmetischen Industrie. Die desodorierende Wirkung der Kamille ist schon lange bekannt. Um Fleisch von Fäulnisgeruch zu befreien, schwenkten es unsere Vorfahren durch einen starken Kamillensud.

Frauen mit hellem Haar, die ihrer Haarfarbe auf natürliche Weise ein bißchen nachhelfen möchten, können das ebenfalls mit Kamille tun. Die gelben Farbstoffe, die Flavonoide, intensivieren den blonden Farbton.

Außerdem pflegen Kamillenshampoos nicht nur das Haar, sondern beugen gleichzeitig auch lästigen Irritationen der Kopfhaut vor.

AUF EINEN BLICK

KAMILLE IN DER KOSMETIK:

▶ Zellregeneration durch Gesichtscremes
▶ Deos
▶ Mundsprays
▶ Handcremes
▶ After-sun-Präparate
▶ Haarpflegemittel

Schutz für die Kleinsten

Durch die sanfte Heilung der Kamille, bei der kaum Nebenwirkungen zu befürchten sind, wird die Kamille zu einem idealen Therapeutikum der Kinderheilkunde. Denn gerade bei dem kindlichen Organismus sollte auf eine möglichst nebenwirkungsarme Therapie geachtet werden. Die noch nicht vollkommen ausgereiften Organe und die zarte, extrem durchlässige Haut reagieren viel sensibler als die der Erwachsenen. Besonders beim Säugling gibt es schon jede Menge Einsatzmöglichkeiten für die Kamille. Ihre entzündungshemmende und antibakterielle Wirkung ist vom wunden Po bis zur Windeldermatitis genau das Richtige, denn sie lindert Juckreiz und Schmerzen zuverlässig.

Trockene, empfindliche Haut sowie Verbrennungen können auch bei Kindern mit Kamillenextrakten behandelt werden. Bei Bauch-

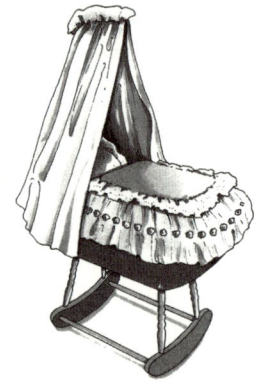

schmerzen und Blähungen kann man die Wirkstoffe der Kamille von klein auf gut einsetzen. Größere Kinder können bei Erkältungen auch schon mit Kamillendampf inhalieren. Dabei dürfen Sie Ihr Kind aber nicht ohne Aufsicht lassen. Umgestoßene Dampfbäder können zu schlimmen Verbrühungen führen! Wenn über einer Schüssel inhaliert wird, lassen Sie das Tuch über dem Kopf weg, da möglicherweise Augenreizungen auftreten können.

Was kann die Kamille noch?

In romanischen Ländern wird die Kamille gerne auch als sanftes Beruhigungsmittel oder als Schlaftrunk genutzt. Grund für die Wissenschaftler, die Wirkung der Kamille auch diesbezüglich zu überprüfen. Tatsächlich konnten sie dabei eine, wenn auch geringe dämpfende Wirkung auf das Gehirn feststellen, die allerdings nicht mit den herkömmlichen Beruhigungsmitteln konkurrieren kann.In Versuchen konnten für die Wirkstoffe der Kamille auch fiebersenkende Eigenschaften nachgewiesen werden. Dazu ist allerdings eine so hohe Dosierung des ätherischen Öls erforderlich, daß eine medizinische Nutzung nicht sinnvoll erscheint.

Weiterhin wurde in Tierexperimenten die Wirkung des Kamillenextraktes auf Tumore untersucht. Dabei wurde festgestellt, daß die Substanzen in hoher Dosierung sowohl die Entwicklung des Krebses als auch die Metastasenbildung hemmen kann. Vermutlich hemmt das Azulen den Atmungsmechanismus der Krebszellen. Daraus können jedoch noch keine endgültigen Schlüsse für einen therapeutischen Einsatz beim Menschen gezogen werden.

Kamille in der Homöopathie und anderen Naturheilverfahren

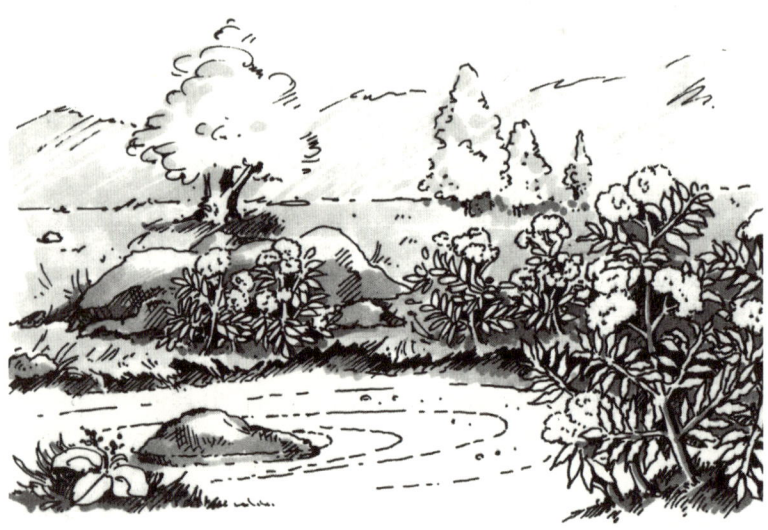

Neben der klassischen Phytotherapie nutzen auch andere Naturheilverfahren die Wirkung der Kamille. In vielen Therapierichtungen spielt sie eine erhebliche Rolle, die sich zum Teil von den bisher beschriebenen Einsatzmöglichkeiten unterscheidet. Große Unterschiede bestehen in der Herstellung, der Art der Anwendung und der Dosierung der Arznei. Warum das so ist, liegt in der Philosophie der Verfahren begründet.

Ähnliches mit Ähnlichem heilen

Die Homöopathie geht auf den Arzt Samuel Hahnemann (1755 bis 1843) aus Meißen zurück. Hahnemann verglich die Wirkung bestimmter Mineralien und Pflanzen auf den menschlichen Körper mit den Symptomen bekannter Erkrankungen. Zum Beispiel stellte er fest, daß die Einnahme von Chinarinde die gleichen Symptome hervorruft, wie sie für die Malariaerkrankung charakteristisch sind. Nach jahrelangen Beobachtungen formulierte er daraus das Ähnlichkeitsprinzip: „Similia similibus curantur" – Ähnliches solle durch Ähnliches geheilt werden. Als Konsequenz dieses Prinzips werden dem Kranken jene Substanzen verabreicht, die bei einem Gesunden Symptome auslösen, die der Krankheit möglichst ähnlich sind. Natürlich sind die verabreichten Substanzen hochverdünnt. Der Reiz des hochverdünnten Medikamentes soll den Körper anstoßen, sich selbst zu kurieren.

Die Homöopathie heilt mit Gleichem (homöo = gleich), während die Allopathie (allos = anders) gegen ein Krankheitsbild ankämpft, zum Beispiel Fieber oder Blutdruck senkt.

Für die Herstellung solcher homöophathischer Arzneimittel hat Hahnemann exakte Anweisungen gegeben, die weitgehend vom heute gültigen Homöopathischen Arzneibuch übernommen wurden. Es wird möglichst die ganze frische Pflanze verwendet, aus der mit Alkohol die sogenannte Urtinktur extrahiert wird. Sie ist die Ausgangssubstanz für die Verdünnungen. Nach Vorschrift wird nun mit einer Alkohol-Wasser-Mischung geschüttelt oder mit Milchzucker verrieben. Der Fachmann spricht von Potenzieren. So entstehen Schritt für Schritt Verdünnungen, üblicherweise im Verhältnis 1:10 (Dezimalpotenzen = D) oder 1:100 (Centimalpotenzen = C). Je nach der Anzahl der Potenzierungsschritte werden die Verdünnungen D1, D2, D3 usw. oder C1, C2, C3 usw. benannt. D3 bedeutet also ein Verhältnis von Urtinktur zu Verdünnungsmittel von 1:1000; bei C3 ist das Verhältnis 1:1000000.

Kritiker der Homöopathie bemerken, daß in so hohen Verdünnungen kein einziges Wirkstoffmolekül mehr vorhanden sein kann und so höchstens noch ein Placeboeffekt – das ist eine psychische Wirkung, die bei Scheinmedikamenten auftritt – erreicht werden könne. Die Homöopathen sehen das anders. Sie beobachten, daß höhere Potenzen, die ja weniger Wirkstoff enthalten, sogar stärker wirken als niedrige Potenzen. Hahnemann begründete dies durch die „wahre Aufschließung der Naturstoffe und Zutageschließung der im Inneren verborgen gelegenen spezifischen Arzneikräfte". Moderne Wissenschaftler drücken das so aus: Durch das Verreiben oder Schütteln des Wirkstoffs werden Schwingungen auf das Lösungsmittel übertragen, die auch dann noch erhalten bleiben, wenn das Molekül nicht mehr in der Lösung vorhanden ist. Da die Heilkräfte der Naturstoffe erst durch Reiben oder Schütteln erschlossen werden, spricht man bei der Herstellung statt von Verdünnen besser von Dynamisieren. Typische Arzneiformen der Homöopathie sind Dilutionen, also flüssige Zubereitungen, Tabletten und Streukügelchen, auch Globuli genannt.

Vom Arzt oder Heilpraktiker erfordert eine homöopathische Behandlung, daß er eine Erkrankung sehr genau erfassen muß. In einem etwa einstündigen homöopathischen Erstgespräch klärt der Therapeut detailliert die Symptome ab, um das damit übereinstimmende Arzneimittel verschreiben zu können. Die homöopathische Behandlung führt häufig zu einer sogenannten Erstverschlimmerung. Das heißt, die Symptome verschlechtern sich. Das zeigt dem Arzt an, daß die Behandlung anschlägt.

Die Anwendung der Kamille – die in der Homöopathie Chamomilla heißt – ist hier stark auf nervöse Erscheinungen und nervlich bedingte Erkrankungen abgestimmt. Typische Beschwerdebilder sind abnorme Schmerzempfindlichkeit, neuralgische Schmerzen, Kopfschmerzen, Zahnschmerzen, stechende Schmerzen in den Ohren, Ruhelosigkeit, Angst, Schlaflosigkeit, schwere Träume. Meist werden drei- bis fünfmal täglich fünf bis zehn Tropfen Chamomilla in der sechsten Dezimalpotenz (D6) gegeben.

In der homöopathischen Kinderheilkunde wird die Kamille besonders gern angewandt. Hat ein Kind Fieber und ist dabei quengelig und schreit, wechseln sich Schwitzen und Frieren miteinander ab, ist die Haut feucht und heiß, möglicherweise auch verbunden mit Ohrenschmerzen oder Reizhusten, dann wird Chamomilla D6 gegeben. Man reicht viermal täglich drei Streukügelchen. Fällt das Fieber innerhalb von 36 Stunden nicht ab, sollten Sie einen Arzt aufsuchen. So dosiert hilft Chamomilla auch bei Blähungskoliken, wenn das Kind vor allem nachmittags und abends weint und schreit. Außerdem werden

Chamomilla-Streukügelchen-D6 auch bei Zahnungsschmerzen eingesetzt, besonders wenn sie mit Durchfällen verbunden sind. Zusätzlich kann die Zahnleiste mit Chamomilla-D6-Tropfen eingerie-

Kamille in der Philosophie Rudolf Steiners

Auch die Anthroposophen verwenden potenzierte Arzneimittel. Nach der anthroposophischen Heillehre, von Dr. Rudolf Steiner (1861 bis 1925) begründet, soll durch Arzneimittel und begleitende Maßnahmen das Gleichgewicht der Körperorgane und des Geistes wiederhergestellt werden.

Den Menschen als Ganzes zu sehen, ist die Grundidee der anthroposophischen Medizin. Der Mensch besteht nicht wie eine Maschine aus Einzelteilen, die bei Defekt ausgewechselt werden können, sondern ist die Summe aus Körper, Leben, Seele und Bewußtsein. Der Mensch ist ein Individuum, wie das Wort sagt, also unteilbar (dividieren = teilen).

So ähnlich sehen das auch andere Naturheilverfahren. Das Besondere an Rudolf Steiners Lehre ist die Fortführung von Gedanken, die Paracelsus schon in ähnlicher Form äußerte. Steiner schrieb: „Mensch, du bist das zusammengezogene Bild der Welt; Welt, du bist das in Weiten ergossene Wesen der Menschen".

Mensch, Tier, Pflanze und Mineral waren ursprünglich eins und haben sich im Laufe der Evolution auseinanderentwickelt. Doch lebt das Mineral in Pflanze, Tier und Mensch; die Pflanze in Tier und Mensch; und das Tier im Menschen. So sind alle Reiche miteinander verwandt.

Steiner erforschte nun das Wesen von Mineral, Pflanze, Tier und Mensch und verglich sie miteinander. In der Blüte einer Pflanze sah er Licht und Wärme, aber auch Kurzlebigkeit; die Wurzel steht für die Schwere, das Gewichtige, dabei aber Vitale und Langlebige. Die Mitte der Pflanze, also Sproß und Blätter, beschreiben die rhythmische, geschmeidige Bewegung zwischen Auf und Ab, sie vermittelt zwischen Schwere und Leichtigkeit. Diese Dreigliederung gilt auch für den Menschen – vereinfacht gesagt in umgekehrter Richtung. Hier steht der Kopf des Menschen für die Funktionen, die die Pflanzenwurzel hat, für Schwere und für Abbauprozesse; der gegenpol Unterleib entspricht den Blüten, erfüllt die Stoffwechselprozesse, die für Wärme sorgen und den Aufbau der lebenswichtigen Substanzen. Verbunden werden beide Ebenen durch Blutkreislauf und Atmung. Dieses rhythmische System schafft den Ausgleich zwischen Nerven-Sinnes-System und Stoffwechsel-Gliedmaßen-System. Kann der Ausgleich durch andauernde, einseitige Belastung nicht erreicht werden, wird der Mensch krank.

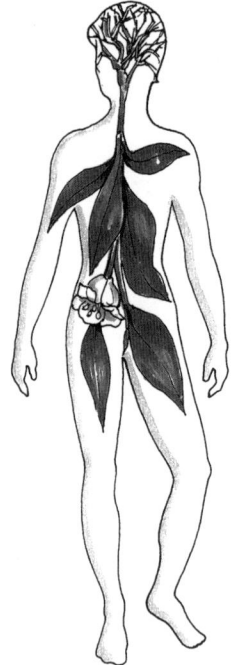

Den Weg zum richtigen Arzneimittel beschreibt Steiner so: „Man durchschaut den menschlichen Organismus nach den Gleichgewichtsverhältnissen seiner Organe, man durchschaut die Natur nach den aufbauenden und abbauenden Kräften", und durchschaut, „wie man ganz exakt im einzelnen Falle den Naturvorgang in einem Naturprodukt zum Heilfaktor umgestalten kann." Es versteht sich von selbst, daß solch eine Therapie viel Übung und Auseinandersetzung mit der Natur erfordert und nicht allein mit einem Blick in ein Lehrbuch durchzuführen ist.

Was heißt das nun auf die Kamille angewandt? Ihre Liebe zum Licht, der Lufteinschluß des Köpfchens und das Aroma der Blüten weisen auf die Wirkung der Kamille bei Entzündungen und die starke Bedeutung bei gestörten Astralprozessen hin. In der anthroposophischen Medizin wird die Kamille bei Verkrampfungen und Koliken der Verdauungsorgane, Menstruations- und Schwangerschaftsbeschwerden, Nervenschmerzen und bei Überempfindlichkeit eingesetzt. Außerdem wirkt sie wundheilend und bei Haut- und Schleimhautentzündungen.

Obwohl die Indikationen der Anthroposophie mit denen der Homöopathie und der Phytotherapie nahezu übereinstimmen, ist doch der Weg von der Krankheit zum Heilmittel ein völlig anderer. Hier führt die Assoziation zwischen Pflanze und Mensch zum Therapeutikum.

Wassertreten und Kamille nach Pfarrer Kneipp

Mit der Reizwirkung auf Körper und Seele beschäftigte sich der Wörishofener Stadtpfarrer Sebastian Kneipp (1821 bis 1897) und entwickelte daraus die Kneipp-Therapie, die zum Vorbild zahlreicher Naturheilverfahren wurde. Am bekanntesten sind Hydrotherapie (hydro = Wasser) und Wassertreten. Durch einen kurzen Kälteguß oder durch Waten in eisigem Wasser verengen sich die Hautgefäße. Der Körper beantwortet diesen Kältereiz mit Gegenreaktionen: Die Hautgefäße weiten sich wieder, die Haut wird rot und warm, ein Wohlgefühl tritt ein.

Aber die Kneipp-Therapie ist mehr als Wassertreten. Vollwertige Ernährung, Bewegung und das Erhalten oder Wiederherstellen des seelischen und körperlichen Gleichgewichts gehören ebenso dazu. Gegen leichtere und chronische Erkrankungen, vor allem aber zur Vorbeugung und Abhärtung setzt die Kneipp-Therapie die pflanzlichen Arzneimittel ein. Dabei werden nicht einzelne Wirkstoffe isoliert, sondern behandelt wird mit Gesamtextrakten, wie sie in ihrer komplexen Zusammensetzung nur in der Natur vorliegen.

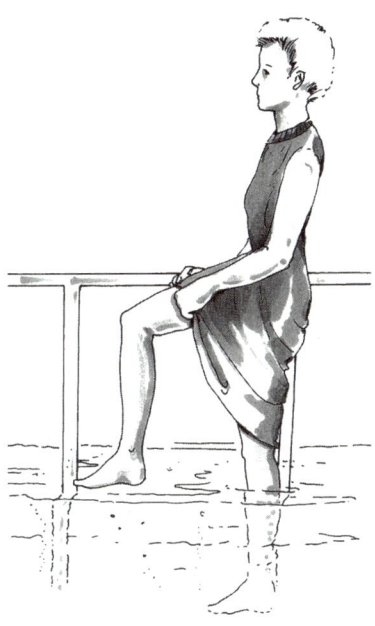

Kneipp über die Kamille: „Die Kamillen sind heilend, verhindern eine weitere Entzündung und ziehen gewaltig ein." Auf diese Beobachtung des Pfarrers geht der Kneippsche Kopfdampf zurück, der bevorzugt mit Kamille durchgeführt wird. Die Blüten werden in einer Schüssel mit heißem Wasser übergossen, und der Erkrankte beugt seinen Kopf darüber, der mit einem Handtuch überzogen ist. Durch die gute Penetrationsfähigkeit des ätherischen Öls werden auch die kleinen Bronchialgefäße erreicht.

Die umfassende Behandlung bei der Kneipp-Therapie läßt sich am besten an einem Beispiel demonstrieren. Eine chronische Gastritis beispielsweise wird folgendermaßen behandelt: Zunächst sollen warme Dampfkompressen auf den Bauch gelegt werden und später wird zu wechselwarmen und zu kurzen kalten Güssen übergegangen – das führt zu einer langsamen Abhärtung. Was die Ernährung betrifft: Der Patient soll keine scharfen Speisen zu sich nehmen, Alkohol, Kaffee und Zigaretten meiden. Zwar ist keine spezielle Diät einzuhalten, aber auf eine vollwertige Mischkost zu achten. Die Nahrung soll langsam gegessen und gut gekaut werden. Der Nahrungsbedarf soll auf mehrere kleine Mahlzeiten verteilt werden. Hauptmahlzeiten werden mit einer zehnminütigen Ruhe- und Entspannungspause eingeleitet. Nach dem Essen erfolgt eine halbstündige Ruhepause. Besonders wichtig beim Patienten mit chronischer Gastritis ist die Ordnungstherapie, die Schlüsselwörter heißen: Streß abbauen und ein geregeltes Leben führen. Als phytotherapeutische Maßnahmen sieht die Kneipp-Therapie die Rollkur mit Kamillenkonzentrat vor, Kamillentee sowie Hopfen und Baldrian zur Beruhigung.

Aromen für Körper und Seele

Wenn man von psychosomatischen Erkrankungen spricht, ruft eine gestörte Psyche körperliche Symptome hervor. Typische Beispiele dafür können Magengeschwüre und Hauterkrankungen wie Neurodermitis sein, die sich mit unserem Seelenzustand verbessern oder verschlechtern. Die meisten Naturheilverfahren behandeln deshalb Körper und Seele ganzheitlich.

Die Aromatherapie hat hier ihren eigenen Therapieansatz. Sie macht sich den Einfluß des Geruchs auf unsere Psyche und somit auf unsere Gesundheit zunutze. Durch Duftstoffe werden die Riechnerven in unserer Nase stimuliert. Sie geben den Reiz an den Teil unseres Gehirns weiter, der für unsere Gefühle zuständig ist. Bei dieser Stimulation werden Botenstoffe freigesetzt, die euphorisierend, entspannend oder anregend wirken.

Zur Stimulation werden ätherische Öle verwendet. Durch Ausprobieren konnte man die Duft-stoffe den verschiedenen psycho-somatischen Erkrankungen zu-ordnen, das heißt, entspannende Düfte gegen Verkrampfung, anre-gende Düfte gegen Antriebsar-mut. Klassisch werden die Düfte als ätherische Öle in Duftlampen vernebelt. In eine kleine Wasser-schale, die von unten mit einem Teelicht erwärmt wird, gibt man etwas Wasser und je nach Raum-größe fünf bis zehn Tropfen des ätherischen Öls. Genauso können

die ätherischen Öle auch als Zu-sätze fürs Wannenbad oder von Massageölen verwendet werden. Einige der für die Aromatherapie wichtigsten ätherischen Öle wer-den aus den Blüten, Schalen, Höl-zern oder Blättern von Zitrone, Eisenkraut, Bergamotte, Melisse, Lavendel, Eukalyptus, Muskatel-lersalbei und eben auch aus der Kamille gewonnen.

Auch in der Aromatherapie wird die Kamille unruhigen, nervösen Menschen empfohlen. Wer miß-mutig und griesgrämig ist, wü-tend oder zornig und dadurch sei-nen Körper verkrampft, wer ver-stimmt ist und wem der Ärger auf den Magen schlägt, dem hilft der besänftigende Geruch der Kamille. Aromatherapie mit Kamille ist auch empfehlenswert für quengli-ge, unleidliche Kinder. Es kann einmassiert oder mit der Duftlam-pe im Kinderzimmer vernebelt werden. In der Schwangerschaft wird der Duft des Kamillenöls gerne zur Entspannung genom-men – in Form von Massageöl oder Badezusatz.

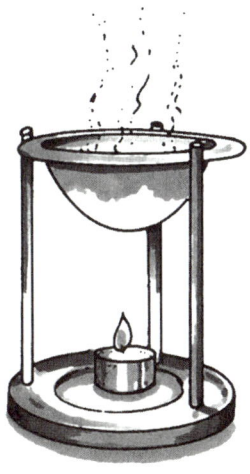

Symbioselenkung – erfolgreiche Teamarbeit

Bakterien können Krankheiten auslösen, sie sind aber durch-aus nicht immer schädlich, einige brauchen wir sogar zum Leben.

Unbemerkt leben sie zu Millionen in und an unserem Körper: Bakte-rien in unserem Darm verhin-dern, daß sich dort schädliche Keime und Pilze ausbreiten. Bleibt die Anzahl aller Mikroorganismen des Körpers in einem Gleichgewicht, leben Mensch und Bakterien zum gegenseitigen Nutzen miteinander – das nennt man Symbiose. Wird die Darmflora gestört, etwa durch die Einnahme von Antibiotika, durch falsche Ernährung, Abführmittelmißbrauch oder chronische Erkrankungen, reagiert der Körper mit Blähungen, Durchfall oder Verstopfung. Die Symbioselenkung versucht das Gleichgewicht zwischen Mikroorganismen aufrechtzuerhalten, beziehungsweise wiederherzustellen. Dazu nimmt der Pati-

TIP

Mischen Sie verschiedene Naturheilverfahren nicht beliebig. Die Wirkungen können sich gegenseitig aufheben. Das gilt im besonderen für Aromatherapie und Homöopathie.

ent bei einer gestörten Darmflora Bakterienpräparate ein. Damit die Bakterien auch gut gedeihen, düngt man den Nährboden mit einer Kamille-Milchzucker-Kombination. Dazu trinkt man dreimal täglich eine Tasse Kamillentee, in die zwei Teelöffel Milchzucker eingerührt wurden.

Die richtige Anwendung der Kamille

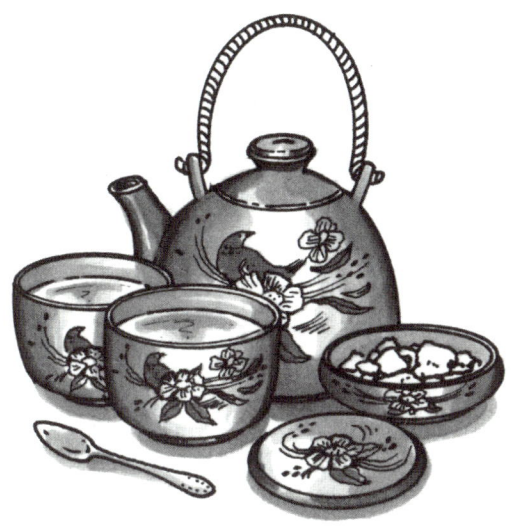

Sind alle Kamilllentees wirklich gleich, wenn es um die heilende Wirkung geht? Und überhaupt: Ist der Tee die beste Arzneiform, um die Eigenschaften der Kamille richtig zur Geltung zu bringen? Wie wird richtig dosiert? – Mit diesen Fragen beschäftigt sich das folgende Kapitel, denn das A und O einer wirkungsvollen Phytotherapie ist natürlich die richtige Anwendung einer Heilpflanze.

Kamillentee – die Qualitätskriterien

Die Ware aus dem Lebensmittelhandel unterliegt nicht den gleichen strengen Anforderungen wie die Kamille, die es in der Apotheke zu kaufen gibt. Für die im Supermarkt erhältlichen Teebeutel darf die ganze Pflanze verwertet werden, und sie eignen sich allenfalls als Haustee. Sie werden lediglich nach den Bestimmungen des Lebensmittelgesetzes geprüft, beispielsweise auf Schadstoffe und mikrobiellen Befall. Jedoch bestehen keine Mindestanforderungen an den Gehalt an ätherischem Öl. Der ist bei diesen Produkten so niedrig, daß sie zu Heilzwecken nicht zu gebrauchen sind.

Die in Apotheken verkaufte Kamille muß außer den Anforderungen des Lebensmittelgesetzes auch noch den strengen Anforderungen des aktuellen Deutschen Arzneibuchs (DAB) genügen. In dieser „Bibel" des Apothekers sind die Qualitätskriterien der Kamille festgelegt. Schon seit dem Jahre 1882 hat die Kamille hier ihren festen Standort. Zur Zeit ist die 10. Ausgabe gültig, und nach ihren Angaben prüft der Apotheker oder die Firma, die Kamille in Filterbeutel mit Arzneibuchqualität abfüllt, die Ware: Zunächst

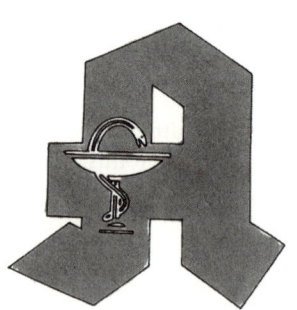

darf es sich nur um Blütenköpfchen handeln, nicht aber um Blätter oder gar Wurzelbestandteile. Nur ein ganz geringer Prozentsatz, der sich durch das Pflücken und Aussortieren nicht vermeiden läßt, wird geduldet. Denn nur die Blüten enthalten das wertvolle ätherische Öl. Wenn man bedenkt, daß 8000 Köpfchen nur etwa 100 Gramm wiegen, ist der höhere Preis der Kamille mit Arzneibuchqualität verständlich. Zur Zeit kosten 100 Gramm etwa um 5,50 DM. Der Gehalt an ätherischem Öl darf nicht unter 0,4 Prozent liegen, ist aber bei Kamille mit Arzneibuchqualität meist deutlich höher, etwa ein Prozent, zum Teil sogar 1,5 Prozent. Weiteres wichtiges Qualitätskriterium: Es muß sich um die Echte

Kamille handeln und nicht um verwandte, doch weniger heilkräftige Arten. Da die Kamille aber kaum aus Wildsammlungen kommt, sondern überwiegend in Kulturen angebaut wird, treten solche Verfälschungen selten auf. Trotzdem müssen die besonderen Merkmale der Echten Kamille auch mit Hilfe des Mikroskops überprüft und die wertvollen Inhaltsstoffe durch hierfür geeignete Trennmethoden nachgewiesen werden.

T I P

Achten Sie bei Ihrem Einkauf auf den Hinweis: „Entspricht den Anforderungen des Deutschen Arzneibuches."

Teezubereitung auf beste Art und Weise

Eine ausreichend hohe Dosierung ist die Voraussetzung für eine erfolgreiche Therapie. Geben Sie einen gehäuften Eßlöffel (drei Gramm) Kamillenblüten in eine große Tasse und übergießen Sie diese mit heißem, aber nicht mehr kochendem Wasser (150 Milliliter). Beachten Sie, daß bei kleinen Kindern die halbe Dosierung ausreicht. Decken Sie die Tasse mit einer Untertasse ab, denn sonst

verduften die wertvollen ätherischen Öle. Gut geeignet sind spezielle Kräuterteetassen mit dem dazu passenden Deckel und Siebeinsatz. Lassen Sie den Tee fünf bis zehn Minuten ziehen und vergessen Sie nicht, das kondensierte Wasser, das sich am Deckel gesammelt hat, in den Becher zurücklaufen zu lassen. Wenn Sie Teebeutel bevorzugen, nehmen Sie zwei Portionen pro

Tasse – natürlich von Arzneibuch-Qualität! –, um die optimale Dosierung zu erhalten. Einen Kamillentee können Sie auch aus dem alkoholischen Extrakt der Kamille herstellen, den es als Fertigarzneimittel in Apotheken zu kaufen gibt. Je nach Alter des Patienten und Konzentration des Extraktes gibt man zehn bis 30 Tropfen auf eine Tasse warmes Wasser. Genaue Hinweise dazu finden Sie auf der Packungsbeilage.

Die Qualität von Filterbeuteln läßt sich überprüfen. Ein Blick in den Beutel mit einer Lupe lohnt sich. Je mehr Blütenköpfchen desto besser die Qualität. Ist feingeschnittenes Kraut verwendet worden, sinkt der Gehalt an ätherischem Öl prozentual ab.

Magensäureproduktion noch anregt. Bei Bedarf können Sie jedoch Süßstoffe verwenden.

Eine Rollkur empfiehlt sich bei akutem und chronischem Reizmagen sowie bei Magengeschwüren. Sie wird morgens auf nüchternen Magen durchgeführt und hat den Sinn, daß die Magenwände rundum mit den heilenden Wirkstoffen in Berührung kommen. Trinken Sie den zubereiteten Tee vor dem Frühstück auf dem Rücken liegend. Nach jeweils fünf bis zehn Minuten wechseln Sie Ihre Position auf die linke Seite über die Bauchlage auf die rechte Seite.

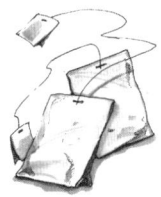

Rolle seitwärts für den Magen

Bei Magenerkrankungen sollten Sie von dem so zubereiteten Tee drei- bis viermal pro Tag eine Tasse warm, aber nicht heiß, in kleinen Schlucken trinken. Die erste Tasse trinken Sie vor dem Frühstück, die letzte kurz vor dem Einschlafen. In akuten Fällen trinken Sie drei Tassen im Abstand von einer halben Stunde. Gerade im akuten Fall sollten Sie den Tee nicht mit Zucker süßen, da er die

Bakterien werden weggespült

Entzündungen der Mundhöhle und des Rachens werden ebenfalls mit Tee behandelt. Am besten nach jedem Essen, mindestens aber dreimal pro Tag gurgeln oder den Mund gut ausspülen. Bei Zahnfleischentzündungen kann ein alkoholischer Auszug auch mehrmals täglich direkt mit einem Wattestäbchen aufgetragen werden.

Mit Volldampf gegen die Erkältung

Um mit Kamille zu inhalieren, bereiten Sie aus einem halben Liter Wasser und zwei Eßlöffeln Kamillenblüten einen Aufguß – beziehungsweise bei einem fertigen Kamillenextrakt nach Gebrauchsanleitung – und atmen Sie die Dämpfe ein.

Weniger umständlich als die Methode mit dem Handtuch über der Plastikschüssel ist das Inhalieren, wenn Sie sich einen kleinen Plastikinhalator zulegen; erhältlich in Apotheken für etwa zehn Mark. Hierbei schließt sich an die Inhalationsschüssel eine Maske an, die den Dampf ausschließlich an Mund und Nase führt. Das hat den Vorteil, daß der Rest des Gesichts, insbesondere Augen und Frisur vom Dampf ausgespart bleiben.

Behandlung von Hautunreinheiten

Die Gesichtshaut zu bedampfen kann in bestimmten Fällen aber durchaus erwünscht sein, wie bei unreiner Haut oder Akne. Mit der beschriebenen Rezeptur läßt sich auch ein Gesichtsdampfbad durchführen. Oder Sie tränken zwei Tücher mit dem heißen Aufguß. Die Tücher werden gut ausgedrückt auf die Zonen starker Mitesserbildung aufgelegt, meist sind es Stirn, Nasenrücken und Kinn. Kamillenkompressen wie auch Gesichtsdampfbäder haben nicht nur einen entzündungshemmenden und antibakteriellen Effekt, sie erweichen außerdem die Haut, und die Mitesser lassen sich durch sanften Druck entfernen. Vorsicht: Wer zu roten Äderchen auf den Wangen neigt, für den sind Dampfbäder und heiße Kompressen nicht geeignet, dadurch werden die roten Äderchen verstärkt.

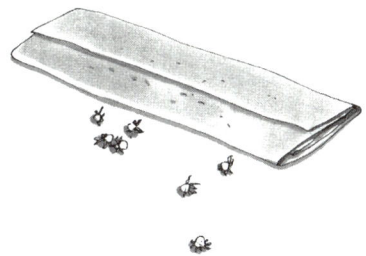

Ein Bad in Blüten

Für Anwendungen im Genitalbereich, bei Hämorrhoiden oder Hauterkrankungen können Aufgüsse für Sitz- oder Teilbäder benutzt werden.

Pro zehn Liter Wasser müssen 50 Gramm Kamille aufgebrüht werden, das entspricht etwa fünf Hände voll. Die dafür angebotene spezielle Badekamille ist zwar deutlich billiger (100 Gramm kosten 3,60 DM), aber von schlechterer Qualität und deshalb nicht empfehlenswert. Medizinische Badezusätze mit hochwertigem Kamillenextrakt aus der Apotheke bieten Ihnen garantiert hohe Qualität.

Behandlung von Hautverletzungen

Für Schürfwunden, Sonnenbrand, Ekzeme, Abszesse genauso wie für den wunden Kinderpo gibt es in Apotheken die Kamille als hochwertige Salben-, Creme- oder Körpermilchzubereitungen, die mehrmals täglich dünn aufgetragen werden.

Kamille in Töpfen und Tiegeln

Kamille ist ein Liebling der Naturkosmetik. Leider ist nicht in allen kosmetischen Produkten ausreichend Pflanzenwirkstoff vorhanden, um den gewünschten Effekt zu erreichen. Wenn vom Hersteller keine Angaben über die verwendeten Mengen gemacht werden, hilft nur Selbstmachen. Hier finden Sie drei Rezepturen zum Ausprobieren:

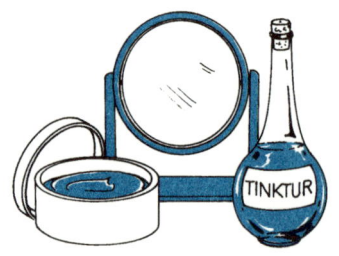

Gesichtswasser für unreine Haut

Zutaten:
20 Tropfen Kamillenkonzentrat
50 g destilliertes Wasser
70 g Rosenwasser

Zubereitung:
Alle Substanzen werden in ein braunes Medizinglas gegeben und geschüttelt. Bei Gebrauch das Gesichtswasser mit einem frischen Wattebausch entnehmen. Die Mischung sollte im Kühlschrank aufbewahrt werden.

Gesichtsmaske für unreine Haut

Zutaten:
20 Tropfen Kamillenkonzentrat
50 g destilliertes Wasser
30 g Heilerde

Zubereitung:
Das Kamillenkonzentrat mit Wasser mischen und die Heilerde einrühren. Die Maske auf das Gesicht auftragen und zehn bis fünfzehn Minuten einwirken lassen. Anschließend abspülen.

Massageöl zur Entspannung

Zutaten:
5 Tropfen Kamillenöl
3 Tropfen Rosenöl
100 ml Jojobaöl

Zubereitung:
Alle Substanzen in ein Medizinglas geben und schütteln, bis sich die Öle vermischt haben.
Während der Schwangerschaft eignet sich das Massageöl auch zum Einreiben des Bauches als Vorbeugung gegen Schwangerschaftsstreifen.

Kamille in guter Gesellschaft

Kamille läßt sich auch sehr gut mit anderen Heilpflanzen kombinieren. Durch ihre Mehrfachwirkung ist sie diesen aber auf dem Gebiet der Magen-Darm-Erkrankungen deutlich überlegen. Hier einige bewährte Rezepte für Teemischungen und andere Anwendungen:

Windtreibende Teemischung bei Blähungen und Krämpfen im Darmbereich

Zutaten:
30 g Pfefferminzblätter
40 g Kamillenblüten
20 g Fenchel
10 g Kümmel

Zubereitung:
Fenchel und Kümmel müssen angestoßen werden, bevor sie in die Teemischung gegeben werden, nur so geben die Früchte ihr ätherisches Öl frei. Das geht am besten mit Mörser und Pistill, notfalls auch mit einem Kartoffelstampfer oder einer Knoblauchpresse. Auf einen Eßlöffel dieser Teemischung kommt eine Tasse (150 ml) heißes Wasser. Die beruhigende psychologische Komponente sollte gerade beim Magenpatienten, der häufig Streßpatient ist, nicht unterschätzt werden. Die Teezubereitung und anschließend das genüßliche Trinken erfordern es, innezuhalten, sich Zeit zu nehmen und verführen vielleicht auch einmal dazu, die oft so beanspruchte Seele baumeln zu lassen.

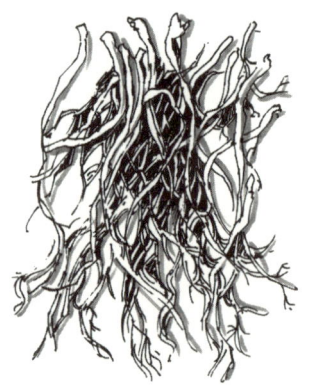

Baldrian

Beruhigende Teemischung für den Magen

Zutaten:
30 g Kamillenblüten
20 g Fenchelfrüchte
30 g Baldrianwurzel
20 g Süßholzwurzel (geschnitten)

Abführende Teemischung bei Verstopfung

Zutaten:
25 g Fenchel (angestoßen)
25 g Kamillenblüten
25 g Sennesfrüchte
25 g Faulbaumrinde

Zubereitung:
Geben Sie 1 ½ Teelöffel auf eine Tasse heißes Wasser. Zehn Minuten abgedeckt ziehen lassen. Dieser Abführtee kann zur Stuhlerweichung bei Hämorrhoiden verwendet werden. Er sollte nicht über einen Zeitraum von länger als einer Woche (vor dem Schlafengehen) getrunken werden. Sennesfrüchte und Faulbaumrinde können bei Daueranwendung die Darmträgheit verstärken.

Teemischung bei Erkältung

Zutaten:
30 g Lindenblüten
30 g Holunderblüten
40 g Kamillenblüten

Zubereitung:
Zwei Teelöffel dieser Mischung mit 150 ml heißem Wasser aufbrühen und fünf bis zehn Minuten abgedeckt ziehen lassen. Viermal täglich eine Tasse davon in kleinen Schlucken warm trinken. Bei Bedarf mit einem Teelöffel Honig süßen.

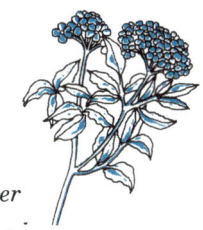

Holunder

Hustenlösende Mischung zum Inhalieren

Zutaten:
25 g Kamillenblüten
25 g Lavendelblüten
25 g Thymian
25 g Oregano

Zubereitung:
Geben Sie einen Eßlöffel dieser Mischung auf einen halben Liter Wasser. Atmen Sie die Dämpfe ein.

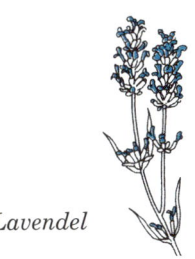

Lavendel

Mischung für eine Gurgellösung

Zutaten:
30 g Kamillenblüten
40 g Salbeiblätter
15 g Eichenrinde
15 g Ringelblumenblüten

Zubereitung:
Geben Sie zwei Teelöffel auf eine Tasse heißes Wasser. Nach fünf bis zehn Minuten abseihen. Mit diesem Aufguß dreimal am Tag gurgeln.

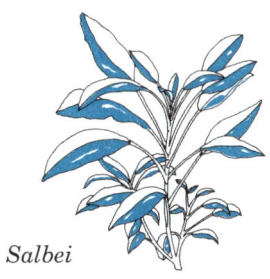

Salbei

Mischung für entzündungs hemmende Umschläge

Zutaten:
25 g Kamillenblüten
25 g Ringelblumenblüten
30 g Eichenrinde
20 g weiße Taubnesselblüten

Zubereitung:
Zwei Eßlöffel von dieser Mischung auf 1/4 Liter kochendes Wasser geben, zehn Minuten ziehen lassen.

Mischung zur äußeren Anwendung bei Hämorrhoiden

Zutaten:
30 g Kamillenblüten
40 g Hamamelisblätter
30 g Pappelknospen

Zubereitung:
Eine Handvoll dieser Mischung wird mit drei Liter heißem Wasser übergossen. Wenn sich der Aufguß etwas abgekühlt hat, kann ein Sitzbad oder Teilbad in einer Schüssel damit durchgeführt werden.

Hausteemischung

Für den täglichen Gebrauch ist der reine Kamillentee aus hochwertigen Kamillenblüten nicht geeignet, denn Heilmittel sollen nicht täglich, gewohnheitsmäßig eingenommen werden. Man kann aber des Geschmacks wegen eine kleine Menge einem Haustee zu-

fügen – es muß dann keine Apothekenqualität sein.

Zutaten:
10 g Kamille
20 g Hagebutten
20 g Brombeerblätter
20 g Himbeerblätter
10 g Fenchel

Zubereitung:
Überbrühen Sie zwei Teelöffel dieser Mischung mit 250 ml heißem Wasser. Lassen Sie den Tee fünf Minuten ziehen.

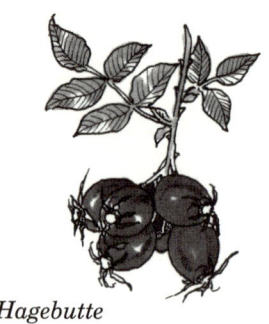

Hagebutte

Teeaufguß oder Fertigextrakt?

Die klassische Anwendung der Kamille ist der Aufguß aus den getrockneten Blüten mit heißem Wasser. Darin befinden sich nur ein geringer Teil des ätherischen Öls, aber alle wasser-

löslichen Wirkstoffe, vor allem die krampflösenden Flavonoide. Deshalb kann bei Krämpfen in Magen und Unterleib der Tee gut wirksam sein. Beim Dampfbad werden die ätherischen Öle mit dem

Dampfschwall erfaßt und so vom Hals-Nasen-Bereich aufgenommen. Dadurch gelangen die ätherischen Öle – auch wenn sie in Wasser nicht löslich sind – an den Ort ihrer Bestimmung. Aber ein großer Teil des ätherischen Öls verbleibt im Pflanzenrückstand und geht uns so verloren.

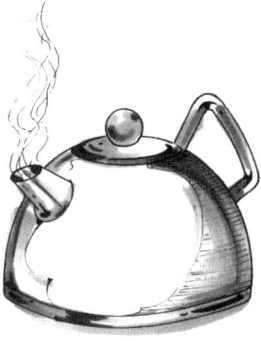

Industrielle Extrakte, die mit einer Alkohol-Wasser-Mischung gewonnen wurden, enthalten sowohl die wasserlöslichen Flavonoide als auch das ätherische Öl. Besonders wenn es um die entzündungshemmende und antibakterielle Wirkung der Kamille geht, sollten Sie Fertigarzneimitteln den Vorzug geben. Auch wegen der sicheren Dosierung. Aus Fertigextrakten können dann sowohl Tees als auch Umschläge und Dampfbäder zubereitet werden. Für Bäder und zur Hautbehandlung erhalten Sie in Apotheken Badezusätze und Salben aus Extrakten.

Auf standardisierte Präparate achten

Apropos sichere Dosierung: Die ist nur dann möglich, wenn die Extrakte auf einen bestimmten Gehalt der Inhaltsstoffe eingestellt wurden. Man spricht dann von standardisierten Extrakten. Weshalb ist das so wichtig? Heilpflanzen sind Naturprodukte und deshalb auch von den natürlichen Einflüssen ihrer Umgebung abhängig. Boden, Licht und Temperatur lassen sich bei Freilandpflanzen nicht normieren, und so fällt der Ertrag jeder Ernte etwas unterschiedlich aus. Da man aber für die korrekte Dosierung bei der medizinischen Anwendung gleichbleibend konzentrierte Extrakte benötigt, müssen die Schwankungen ausgeglichen werden. Das geschieht durch ausgleichende Mischung höher oder geringer konzentrierter Extrakte. Auf dem Etikett ist angegeben, auf welchen Gehalt und welchen Inhaltsstoff der Extrakt standardisiert ist. In der Apotheke kann man Ihnen anhand dieser Werte über die Qualität eines Produktes Auskunft geben.

Was bei der Anwendung beachtet werden muß

Nebenwirkungen sind von Kamillenzubereitungen kaum zu erwarten. Das veranlaßt vielleicht den einen oder anderen, auch an der Wirkung der Kamille zu zweifeln. Die Zweifel sind aber unbegründet. Vielmehr liegt die gute Verträglichkeit der Kamille für den Menschen darin begründet, daß die Stoffwechselvorgänge der Pflanze, aus denen die Wirkstoffe entstanden sind, bis zu einem gewissen Grad mit dem menschlichen Stoffwechsel verwandt sind. Trotzdem soll darauf hingewiesen werden, daß auch ein Kamillentee ein Arzneimittel ist, das nicht über längere Zeit eingenommen werden soll. Der Apothekenkamillentee eignet sich nicht als Durstlöscher für den täglichen Gebrauch. Ihre Anwendung sollte sich auf akute oder chronische Erkrankungen mit einer Behandlungszeit von nicht mehr als sechs bis acht Wochen beschränken.

Kontaktallergien, also Überempfindlichkeitsreaktionen, die durch Hautkontakt mit Kamille oder ihren Zubereitungen ausgelöst werden, sind ausgesprochen selten. Meist sind sie auf eine Verunreinigung mit der Hundskamille zurückzuführen. Doch gehört die Kamille zu einer Pflanzenfamilie, gegen deren Pollen sich bisweilen Allergien ausbilden. Pollenallergiker sollten daher die Kamille meiden. Auch für Fertigarzneimittel können allergische Reaktionen nicht völlig ausgeschlossen werden, besonders wenn mit dem Extrakt inhaliert wird.

Früher wurde Kamille gerne bei Augenentzündungen gebraucht – das wird heute nicht mehr empfohlen, da diese Anwendung zu Bindehautreizungen führen kann.

Anbau und Verarbeitung der Kamille

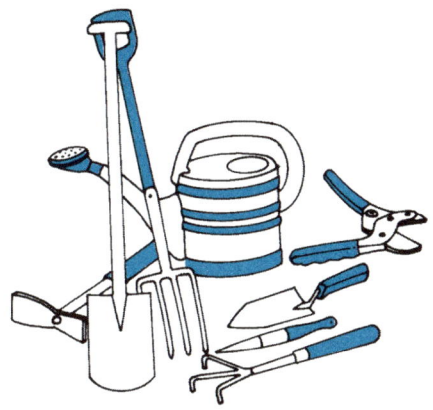

In den Umsatzzahlen spiegelt es sich wider: Nirgendwo auf der Welt ist die Bedeutung der Kamille so groß wie in Deutschland. Etwa die Hälfte der Weltproduktion wird in die Bundesrepublik importiert. Um hierzulande den Bedarf von fast 3500 Tonnen Kamillenblüten jährlich zu decken, wird die Pflanze vor allem aus Argentinien, Ägypten und den Balkanländern importiert. Dort wird sie überwiegend in Kulturen angebaut. Ein Teil stammt auch heute noch aus Wildsammlungen.

Auch in Deutschland wird der Anbau der Kamille für Heilzwecke immer stärker forciert. Die hier angebaute Ware ist sogar sehr ertragreich und von hoher Qualität. Da die Qualität des ätherischen Öls bei hohen Temperaturen und höherer Luftfeuchtigkeit leidet, sind die Voraussetzungen hierzulande sogar etwas günstiger als in vielen anderen Ländern. In Deutschland stehen zur Zeit etwa 300 Hektar Ackerland für den Kamillenanbau zur Verfügung, überwiegend in den Bundesländern Thüringen und Hessen. Die rund 100 Tonnen, die dort geerntet werden können, haben durchweg Arzneibuchqualität.

Durch Züchtung wird versucht, Pflanzen zu erhalten, deren Gehalt an ätherischem Öl deutlich über den Anforderungen des Deutschen Arzneibuchs liegen, das mindestens 0,4 Gramm ätheri-

sches Öl auf 100 Gramm Köpfchen vorschreibt. Bei den hochwertigen Sorten liegt der Gehalt zwischen einem und 1,5 Prozent. Und da Masse nicht unbedingt für Klasse bürgt, wird ausdrücklich Wert auf einen hohen Gehalt der bedeutenden Wirkstoffe Matricin beziehungsweise Chamazulen und Bisabolol gelegt.

Aber allein die Züchtung guter Sorten genügt nicht. Natürlich hängt die Qualität der Kamille auch ab von der Temperatur, vom Lichteinfluß und vom Boden, wobei bei letzterem selbstverständlich auch die Düngung eine große Rolle spielt.

Qualität durch Ernte

Damit die spätere Droge – so nennt der Fachmann die getrockneten Pflanzen – den Anforderungen des Deutschen Arzneibuchs auch entspricht, muß darauf geachtet werden, daß die wertvollen Köpfchen nicht mit dem Kraut vermischt werden. Das stellt hohe Anforderungen an die Ernte.

Kleinbestände werden am besten mit der Hand gepflückt. So kommen garantiert nur die erwünschten Teile in den Tee. Diese mühselige Tätigkeit kann durch einen Kamillenpflückkamm beschleu-

nigt werden. Dieses Hilfsmittel besteht aus einem Kamm, an den sich ein Sammelgefäß anschließt. Fährt man mit dem Kamm knapp unterhalb der Köpfchen entlang, bleiben die Köpfchen zwischen den Zinken hängen, reißen ab und fallen ins Sammelgefäß.

Bei größeren Feldern wird heute fast überall maschinell gepflückt. Damit möglichst wenig Kraut geerntet wird, sind Maschinen erforderlich, die nur die oberen Köpfchen abschlagen.

Nicht jedes Kamillenköpfchen wird zu Heilzwecken verwendet,

der weitaus größere Teil landet im Supermarkt und wird dort als Lebensmittel für den Hausgebrauch, als sogenannter Haustee, verkauft. Da hier nur geringe Ansprüche an Qualität und Menge des ätherischen Öls gestellt werden, findet man in den Teebeuteln neben den Blüten das feingehäckselte Kamillenkraut. Hier werden zur Ernte Maschinen eingesetzt, die das ganze Kraut abmähen.

Vom Feld zum Arzneimittel

Die zu Heilzwecken genutzten Kamilleblüten werden nun gesiebt, um unerwünschte Pflanzenreste zu entfernen und anschließend getrocknet. Dabei verlieren die Blüten rund 80 Prozent ihres Gewichtes. Von 100 Kilogramm frischen Blüten bleiben also nur noch 20 Kilogramm übrig. Damit die Blüten beim Trocknen nicht an Qualität verlieren, muß dieser Vorgang sehr schonend vor sich gehen und darf Temperaturen von 50 Grad nicht überschreiten. Außerdem muß auf gute Belüftung geachtet werden, damit die Luftfeuchtigkeit nicht zu hoch wird, auch das würde der Kamille schaden.

Nach dem Trocknen und zahlreichen Prüfungen kann die Kamille an Apotheken oder an die Industrie zur Weiterverarbeitung weitergegeben werden. Bevor die Ware allerdings in die Apotheke gelangt, wird sie im Zentrallabor der Deutschen Apotheker (ZL) geprüft. Dieses Großlabor wurde auf Initiative der Apotheker gegründet und übernimmt Untersuchungen, die der Apotheker wegen des damit verbundenen Aufwands nicht selbst durchführen kann. Trotzdem müssen in der Apotheke nochmals Reinheit und Gehalt überprüft werden, denn durch längere Lagerung können hier Veränderungen auftreten. Außerdem muß sich der Apotheker vergewissern, daß es sich bei der gelieferten Ware tatsächlich um Kamille handelt, Verwechslungen, die beim Abpacken der Ware auftreten könnten, müssen ausgeschlossen werden. Erst wenn die sogenannte Bulkware (bulk = engl. Masse) für den Kunden in Tüten abgefüllt und mit entsprechendem Etikett, das auf Anwen-

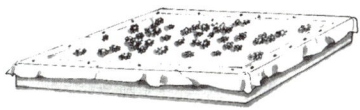

dungsgebiete und Dosierung hinweist, versehen wurde, spricht man von einem Arzneitee.
Ein Teil der Blüten wird jedoch weiterverarbeitet. Daraus wird das ätherische Öl destilliert. Dazu werden die Kamillenblüten mit Wasser versetzt und die Mischung

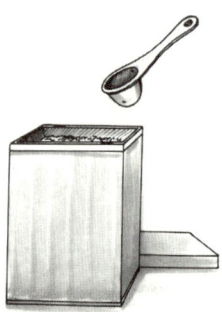

zum Sieden gebracht. Zwar löst sich das ätherische Öl im Wasser nicht, aber der Wasserdampf, der beim Erhitzen entsteht, treibt das blaue Öl nach oben. Über Kühlrohre wird das Destillat in ein zweites Gefäß, die sogenannte Florentiner Flasche, übergeleitet. Wenn der Dampf abgekühlt und wieder zu Wasser geworden ist, trennt sich das Gemisch wieder, das blaue ätherische Öl steigt nach oben und wird durch einen Hahn abgelassen.
Der weitaus größte Teil wird industriell zu Extrakten verarbeitet. Man weicht die getrockneten, zerkleinerten Blüten in einem Lösungsmittel ein. Dafür eignet sich ein Alkohol-Wasser-Gemisch besonders gut, da es alle wichtigen

Inhaltsstoffe der Kamille aus den Pflanzenzellen herauslösen kann. Wie jede Köchin ihre Geheimnisse hat, so arbeiten auch die Extrakthersteller nach unterschiedlichen Rezepten. Nicht nur die Zutaten, sondern auch die Art und Weise der Extraktion wirken sich auf die Qualität des Extraktes aus. Üblicherweise wird die Mischung aus Alkohol und Wasser und der zerschnittenen Droge ein bis drei Stunden gerührt. Da das Verfahren bei Raumtemperatur abläuft und nicht wie bei einem Teeaufguß mit heißem Wasser durchgeführt wird, spricht man von Mazeration. Die Inhaltsstoffe werden auf diese Art und Weise sehr schonend behandelt und nahezu vollständig in das Lösungsmittel überführt. Anschließend trennt man mit einer Presse die braune Flüssigkeit vom Pflanzenrückstand, der wie beim Wein Trester genannt wird. Der Extrakt muß nun etwa zwei Wochen stehen, damit sich Schwebstoffe absetzen können. Dann wird die Flüssigkeit gefiltert und auf die Konzentration der Wirkstoffe geprüft. Ist die Konzentration zu gering, wird der Gehalt durch höher konzentrierte Extrakte ausgeglichen und umgekehrt. Dieses Verfahren nennt man Standardisieren, es gewährleistet, daß alle Chargen gleichwertig sind. Das ist für die sichere Dosierung eines Medikamentes wichtig.

Kamille im eigenen Garten

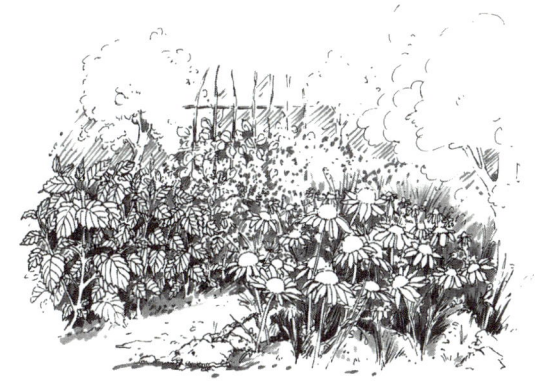

Wer der Kamille im eigenen Kräutergarten eine Ecke widmen möchte, hat in der Regel nicht die Möglichkeit, die Qualität der Blüten durch aufwendige Analysen zu überprüfen. Er ist allein darauf angewiesen, Anbau und Ernte so zu gestalten, daß die bestmögliche Qualität garantiert wird. Wichtige Voraussetzung ist die beste Qualität des Saatgutes: Beziehen Sie das Saatgut nur aus dem Fachhandel. Am besten bei Gärtnereien, die sich auf den Anbau von Heil- und Gewürzpflanzen spezialisiert haben. Wenn Sie die selbstgezogenen Heilkräuter verwenden wollen, sollten Sie sich über die Bodenqualität Ihres Gartens informieren. Einige Apotheken und Gärtnereien führen Tests für den Hobbygärtner durch. Solche

Tests geben allerdings nur Auskunft über die Menge der Nährstoffe im Boden und den Säuregrad, auch pH-Wert genannt. Über Schwermetalle und andere Gifte des Bodens können solche Untersuchungen keine Auskunft geben. Nur in großen Diagnose-Labors können solche Bodenprüfungen durchgeführt werden. Sie sind allerdings teuer, mit 1200 bis 1500 Mark muß gerechnet werden. In der Regel ist aber eine so spezielle Bodenprüfung nicht erforderlich. Wurde der Garten nicht mit Klärschlamm aufgeschüttet, liegt er nicht direkt an einer stark befahrenen Straße, muß nicht mit bedenklichen Belastungen gerechnet werden.

Die Kamille ist im eigenen Garten leicht zu ziehen, sie stellt weder an Boden noch Klima große Ansprüche. Am besten gedeiht sie auf leichtem, tonhaltigem Boden, der nicht zu sauer sein sollte. Säen Sie den Samen am besten im Herbst aus. Grundsätzlich ist es auch möglich, im Frühjahr zu sähen. Der Winter wirkt sich auf den Frostkeimer allerdings besonders günstig aus, und Sie erhalten bei der Herbstaussaat eine bessere Qualität.

Geben Sie auf das Feld, das Sie für die Kamille vorgesehen haben es kann auch ruhig ein gemischtes Heilpflanzenbeet sein – eine zwei Zentimeter dicke Schicht Erde. Es lohnt sich, gute Saaterde zu kaufen, da Billigware oft Samen von unerwünschten Pflanzen enthält. Mischen Sie vor der Einsaat Hornspäne als organischen Dünger unter, und streuen Sie die Kamillensamen nicht zu dicht. Drücken Sie den Samen leicht fest. Wichtig: Da die Kamille das Licht zum Keimen braucht, darf sie nicht völlig mit Erde bedeckt werden.

Gerade im eigenen Garten sollten Sie bewußt biologisch vorgehen und auf Pflanzenschutzgifte völlig verzichten. Schwarze Blattläuse lassen sich mit Pflanzenschutzmittel auf der Basis von Brennesselsud vertreiben. Daß Unkraut mit der Hand gezupft wird, ist wohl für jeden Kräuterliebhaber eine Selbstverständlichkeit. Zusätzliches Düngen ist nicht nötig, da die Hornspäne ihre Wirkstoffe langsam freigeben. Da von der Kamille nur die Köpfchen geerntet werden, können Kraut und Wurzel dem Boden direkt oder durch Kompostierung wieder zugefügt werden.

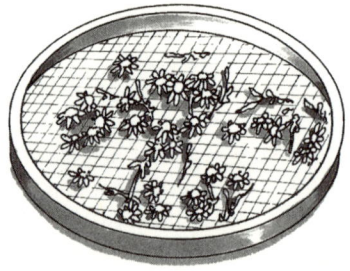

Ab Mai können die Blüten gepflückt werden. Zum Pflücken eignet sich am besten die Mittagszeit. Die Blüten sind dann vom Morgentau bereits getrocknet. Achten Sie darauf, daß die Blüte bei der Ernte noch nicht völlig entfaltet ist. Am besten pflücken Sie drei bis fünf Tage nach dem Erblühen, dann haben die Blüten den höchsten Wirkstoffgehalt erreicht. Die Köpfchen sind dann noch recht flach. Ältere Blüten erkennt man daran, daß die gelbe Scheibe nach oben gewölbt ist und die weißen Zungenblüten nach unten klappen. Sie enthalten nicht mehr viel ätherisches Öl, eignen sich aber, um daraus das Saatgut fürs nächste Jahr zu sammeln. Diese Methode eignet sich allerdings nicht zur ständigen Fortpflanzung, da sich die Qualität der Samen auf die Dauer verschlechtert.

Die gepflückten Köpfchen sollten sofort zum Trocknen ausgebreitet werden. Damit die Köpfchen auch von unten gut durchlüftet sind, nimmt man am besten ein feinmaschiges Sieb oder einen grobmaschigen Stoff, der über einen Holzrahmen gespannt wird. Dort werden die Blüten einlagig ausgebreitet und an eine gut durchlüftete, schattige Stelle gelegt. Verhindern Sie direkte Sonneneinstrahlung und hohe Luftfeuchtigkeit, sonst sinkt die Menge des ätherischen Öls schnell ab. Bei gutem Wetter sind die Köpfchen nach einer Woche getrocknet und können in ein Gefäß abgefüllt werden.

Ganz entscheidend für die Qualität getrockneter Pflanzen ist die Art und Weise, wie sie gelagert werden. Da die Wirkstoffe der Kamille unter dem Einfluß von Licht abgebaut werden, sollen die Blüten dunkel gelagert werden. Darauf verweist auch das Deutsche Arzneibuch. Zur längeren Aufbewahrung eignen sich am besten Weißblechdosen oder braunes Glas. Holzdosen oder Papiertüten schließen nicht ausreichend ab und sind deshalb ungeeignet. Auf keinen Fall gehört die Kamille in PVC-Behälter, da das Material die ätherischen Öle absorbiert. Die Lagertemperaturen sollten nicht zu hoch sein, da die Naturstoffe sonst schneller zerfallen und die Wirksamkeit abnimmt. Lagern Sie getrocknete Heilpflanzen aller Art vor allem trocken, da sie sonst verschimmeln. All diese Bedingungen werden am besten in einem trockenen Kellerraum oder einem gut isolierten Dachboden erfüllt.

Sie sollten die Heilpflanze nicht länger als zwei Jahre aufbewahren, damit sie nicht zu „ollen Kamellen" werden. Diese volkstümliche Redensart geht übrigens tatsächlich auf den unangenehmen Geruch überlagerter Kamille zurück.

Gottes Garten ist eine Apotheke – Kamille zum Selbstsammeln

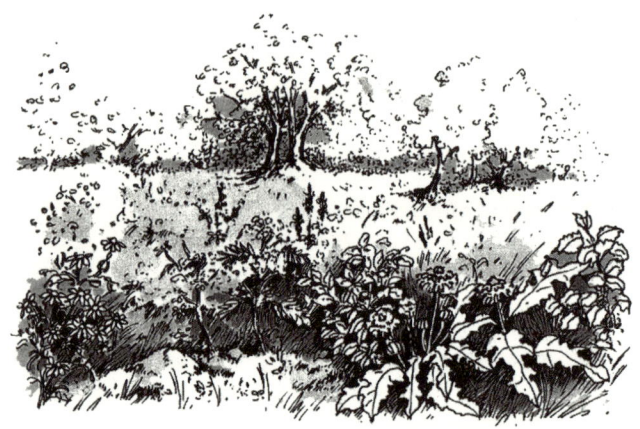

Alle Wiesen und Matten, alle Berge und Hügel sind Apotheken. So hat es schon Paracelsus vor fast 500 Jahren verkündet. Was hält uns also davon ab, uns aus der Apotheke Gottes zu bedienen und somit den „Apothekenpreisen" ein Schnippchen zu schlagen? Die bedauerliche Tatsache, daß die Umweltbedingungen heute nicht mehr so sind, wie sie zu Paracelsus' Zeiten waren. Den Pflanzen sieht man nicht an, ob der Boden, auf dem sie wachsen, mit Giften verseucht ist. Doch diese Substanzen werden von den Pflanzen ebenso aufgenommen wie die Nährstoffe und finden sich in unserem Tee wieder. Nur hochsensible Bestimmungsgeräte und Prüfmethoden, über die allerdings kaum ein privater Kräutersammler verfügt, können darüber Auskunft geben, ob Grenzbelastungen erreicht wurden, die für den Menschen gefährlich sind. Solchen Überprüfungen müssen die Tees aus dem Lebensmittelhandel und aus der Apotheke hingegen standhalten. Wer seinen Tee aus der Natur bezieht, sollte unbedingt die Nähe von befahrenen Straßen meiden, außerdem landwirtschaftlich genutzte Flächen, da hier möglicherweise erst kurz vorher Pflanzenschutzmittel und Dünger eingesetzt wurden.

Ein weiteres Argument spricht dafür, den Tee doch besser in der Apotheke zu kaufen. Da der Wirkstoffgehalt einer Pflanze sehr stark von äußeren Verhältnissen wie Standort und Wetter abhängt, haben Sie weder beim Eigenanbau noch beim Wildsammeln die Garantie, daß die Pflanzeninhaltsstoffe in ausreichender Menge vorhanden sind, um später damit einen Heilerfolg zu erzielen. Ohne Angaben über den Wirkstoffgehalt können auch keine Angaben über die Dosierung gemacht werden.

Wer seine Kräuter trotzdem lieber selbst sammelt, der muß sich gut im Heilpflanzenreich auskennen, damit er nicht auf Doppelgänger hereinfällt, das sind andere Kamillenarten, die der Echten Kamille sehr ähnlich sehen, aber nicht deren heilende Wirkung besitzen. Das Original vom Doppelgänger zu unterscheiden, ist gar nicht so einfach, zumal die Doppelgänger heute häufiger zu finden sind als die Echte Kamille. (Mehr darüber im nächsten Kapitel). Der Kamillenfan kennt das sichere Merkmal der Echten Kamille: der hohle Blütenboden. Wenn Sie mit einem Messer oder dem Daumennagel längs durch das Blütenköpfchen schneiden, sehen Sie das Charakteristikum, das die Echte Kamille von all ihren Verwandten unterscheidet.

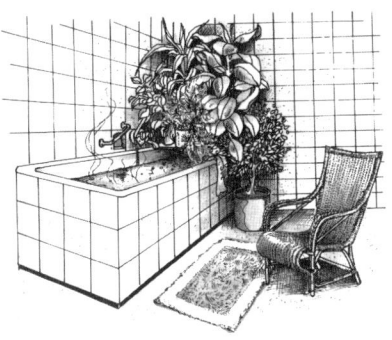

Der Kamillen-Clan – nahe und nähere Verwandte

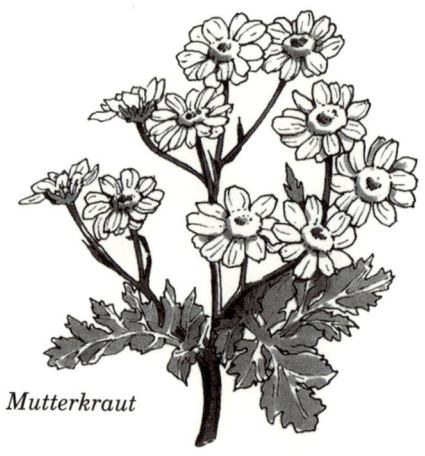

Mutterkraut

Seit Mitte diesen Jahrhunderts wurden in verschiedenen Regionen besonders ertragreiche Unterrassen gezüchtet, wie die Böhmische Kamille, die Holsteiner Marschkamille oder die Erfurter kleinblütige Kamille. Außerdem wurden Kamillensorten entwickelt, in deren ätherischem Öl jeweils einzelne Wirkstoffkomponenten erhöht sind. Diese Zuchtformen fallen unter den Begriff Echte oder Deutsche Kamille und werden medizinisch genutzt. Andere Kamillen haben keine oder nur geringere medizinische Bedeutung. Zur gleichen Gattung wie die Echte Kamille, also „Matricaria", gehören die Geruchlose Kamille, die strahlenlose

Kamille und die Strandkamille. Andere zählen zur Gattung Anthemis, wie die Römische Kamille, die Hundskamille und die Stinkende Hundskamille. Um sie von der Echten Kamille zu unterscheiden, braucht es nur wenig Übung.

Strahlenlose Kamille – wenn der Wurm drin ist

Ein gelbes halbkugeliges Köpfchen ohne die weißen Zungenblütchen kennzeichnet die Strahlenlose Kamille, lat. „Matricaria discoidea". Manchmal wird noch das lateinische Synonym „Matricaria suaveolens" verwendet, was sanftes Öl bedeutet. Sie ist kleiner, wächst buschiger und breitet sich schnell am Boden aus. Ihr Geruch ist sehr intensiv und ähnelt dem der Echten Kamille, von weitem aromatisch, aus der Nähe aber fast unangenehm penetrant. Ursprünglich in Ostasien und Nordamerika beheimatet, findet man sie heute auf allen Schuttplätzen und Wegrändern Europas – häufiger als die Echte Kamille. Früher hoffte man, sie gegen die gleichen Beschwerden einsetzen zu können wie die Echte Kamille. Diese Hoffnung hat sich aber nicht bestätigt. Statt dessen entdeckten die Mediziner, daß die Strahlenlose Kamille bei längerer Anwendung eine zuverlässige Wirkung gegen Eingeweidewürmer beim Menschen aufweist. Dazu soll über vier bis sechs Wochen morgens und abends eine Tasse Tee getrunken werden. Sie wird aus zwei Teelöffeln Strahlenloser Kamille, mit 150 ml Wasser überbrüht, zubereitet. Nach zehn Minuten wird abgeseiht und der Tee warm ge-

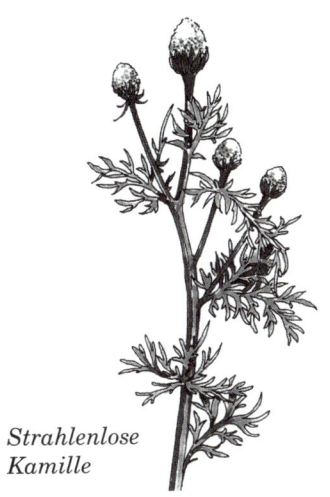

Strahlenlose Kamille

trunken. Die Stuhlentlehrung wurde meist noch durch abführende Heilpflanzen wie Sennesblätter und Faulbaumrinde gefördert. Diese Anwendung ist heute nicht mehr gebräuchlich.

Geruchlose Kamille

Eng mit der Echten Kamille verwandt ist die Duft- oder Geruchlose Kamille, lat. „Matricaria inodora L". Sie ist ein häufiges Ackerunkraut. Der Name weist bereits auf einen wesentlichen Unterschied zur Echten Kamille hin: ihr fehlt der Geruch. Beachtet man dies und den markig gefüllten Blütenboden, besteht keine Verwechslungsgefahr mit der Echten Kamille.

Römische Kamille – die schöne Cousine

Die stärkste Konkurrenz für unsere Echte Kamille ist die Römische Kamille, lat. „Anthemis noblis" oder „Chamaemelum nobile". Sie wird auch Gefüllte Kamille oder Doppelkamille genannt, denn ihre Blütenköpfchen sind etwa doppelt so groß wie die der Echten Kamille. Die gelbe Scheibe ist bei ihr ganz klein, manchmal auch ganz weggezüchtet, dafür hat die Römische Kamille viele dichte Reihen weißer Zungenblüten. Die Pflanze selbst ist nur etwa 20 bis 30 Zentimeter hoch und überzieht den Boden wie ein Teppich.

Wild wächst die Römische Kamille in Süd- und Westeuropa sowie in Nordafrika. Sie gedeiht sowohl an stehenden Gewässern wie auch in trockenen Regionen. In Frankreich, Belgien, England und den USA wird sie aber auch kultiviert. Ihr dichter Wuchs und das hübsche Dickköpfchen machen sie auch zu einer attraktiven Gartenpflanze. Da sie zuerst in den Ziergärten Roms gefunden wurde, bekam sie den Namen Römische Kamille.

Die Kräuterbücher unterscheiden erst in den letzten Jahrhunderten genau zwischen der Echten und der Römischen Kamille, so daß über die Geschichte nur wenig Spezifisches zu berichten ist. Fest steht aber, daß sie in Großbritannien, Frankreich und England, wo unsere Echte Kamille nicht so geläufig ist, schon aus einer langen Tradition heraus die medizinische Bedeutung der Echten Kamille übernommen hat. Ins Deutsche Arzneibuch wurde sie erst 1986 aufgenommen.

Die Römische Kamille wirkt wie ihre deutsche Verwandte entzündungshemmend, krampflösend und gegen Blähungen, allerdings schwächer. Der Gehalt an ätherischem Öl ist zwar hoch, setzt sich aber anders zusammen, frisch destilliert hat es eine hellblaue Farbe, die unter dem Einfluß von Luft und Licht verblaßt und ins Gelbgrüne übergeht. Erwähnenswert ist der Gehalt an Bitterstoffen. Sie regen Appetit und Verdauung an, deshalb stellt man aus der Römischen Kamille auch gerne Aperitifs und Magenbitter her oder trinkt sie nach dem Essen als hochkonzentrierten Verdauungstee zubereitet. Da die plustigen Blüten der Römischen Kamille auch im getrockneten Zustand noch hübsch aussehen, gewinnt sie auch in Deutschland zunehmend an Beliebtheit und wird Teemischungen gerne als Schmuck zugefügt.

Teemischung:

60 g Echte Kamille
40 g Römische Kamille

Hundskamille – Vorsicht Doppelgänger

Der gleichen Gattung wie die Römische Kamille gehört auch die Hundskamille an, lat. „Anthemis arvensis L.". Sie sieht der Echten Kamille am ähnlichsten von allen Kamillenarten, allerdings hat sie medizinisch keinerlei Bedeutung. Sie kann sogar allergische Hautreaktionen hervorrufen. Da beide Kamillen an ähnlichen Standorten zu finden sind, muß man beim Sammeln schon etwas genauer hinschauen beziehungsweise hinriechen. Die Hundskamille hat nicht den intensiven, aromatischen Geruch der Kamille, sondern riecht eher muffig wie eine Hundehütte – daher auch der Name Hundskamille. Ihr Blütenköpfchen ist geringer gewölbt als das der Echten Kamille und die weißen Zungenblüten stehen waagerecht ab, so daß die Hundskamille der Margerite etwas ähnelt. Beim Durchschneiden des Blütenköpfchens sieht man, daß der Blütenboden gefüllt ist und nicht hohl, wie es für die Echte Kamille charakteristisch ist.

Stinkende Hundskamille

Ein überaus unangenehmer Geruch zeichnet die „Anthemis Cotula L.", auch Stinkende Kamille genannt, aus. Schon deshalb, aber auch wegen ihres dicken Köpfchens ist sie kaum mit der Echten Kamille zu verwechseln. Sie ist medizinisch ohne Bedeutung. Beim Destillieren gewinnt man ein rötliches Öl.

Färberkamille

Die Färberkamille („Anthemis tinctoria L.") wurde einst zum Färben von Stoffen, Wein und Speisen genutzt. Mit ihr kann man einen goldgelben Farbton erreichen, der sich auch zum Blondieren der Haare eignet. Sie wächst auf kalkarmem, saurem Boden.

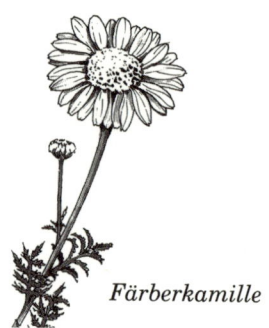

Färberkamille

Mutterkraut

Mutterkraut wird auch eine Pflanze genannt, die botanisch lateinisch „Chrysanthemum parthenium (L.)" heißt, also weder der Gattung der Römischen noch der Deutschen Kamille angehört. Ursprünglich in Irak und Iran beheimatet, findet man sie mittlerweile auch bei uns. Das ätherische Öl dieser Pflanze enthält außer den Kamillenwirkstoffen noch Kampfer, deshalb spricht man auch von Kamillenkampfer. Bis ins 19. Jahrhundert wurde Mutterkraut in vielen Apotheken geführt und bei Frauenleiden eingesetzt, daher auch der Name. Heute hat es wegen seiner geringen Qualität keine medizinische Bedeutung mehr.

Kamille – systematisch gesehen

Um die Zusammenhänge der Pflanzen- und Tierwelt übersichtlicher darzustellen, begann der schwedische Naturforscher Carl von Linné (1707 bis 1778) die Pflanzen und Tiere systematisch nach der verwandtschaftlichen Zusammengehörigkeit zu ordnen. Am Beispiel der Echten und der Römischen Kamille heißt das:

	Echte Kamille	Römische Kamille	
Art	recutita	noblis	
Gattung	Matricaria	Anthemis	
Familie	Asteraceae	Asteraceae	Röhrenblütiger Korbblütler
Ordnung	Asterales	Asterales	Korbblütler
Klasse	Magnoliatae	Magnoliatae	Zweikeimblättrige
Unter-abteilung	Angiospermae	Angiospermae	Bedecktsamer
Abteilung	Spermatophyta	Spermatophyta	Samenpflanzen

Ode an die Kamille

Bunt und schön ist diese Welt
siehst Du ein Kamillenfeld.
Doch diese Pflanze – das ist klar
ist nicht nur für die Optik da.
Nein, sie ist im ganzen Land
als Heilkraut jedem wohlbekannt.

Es wird dringend Dir empfohlen,
sie bei Magenschmerz zu holen.
Auch die ärgsten Hustenkrämpfe
vertreiben Dir Kamillendämpfe.
Bei Schnupfen und bei Heiserkeit
halt Kamille gleich bereit.

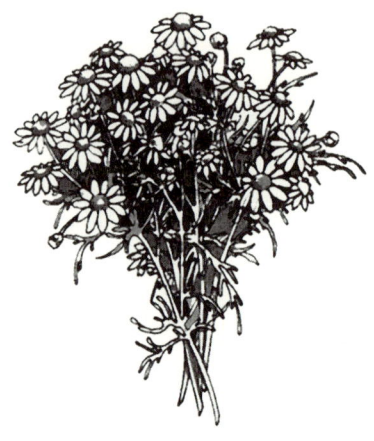

Verstopfungen und Bläh-
bauchleiden
hilft Kamille leicht vermeiden.
Bei Entzündung, Sonnenbrand
nimm rasch Kamille Dir
zur Hand.
Bedenklich ist so manche Pille
besser heilt Dich die Kamille.

Vorbeugend blockiert sie schon
manche schlimme Infektion.
Ob als Extrakt, Öl, Salbe, Tee
heilt sie Dir fast jedes Weh.
Und sie ist – verkünd' es laut
auch Garant für zarte Haut.
Willst Du Deine Haare pflegen
Kamille ist der reine Segen.
Diese Pflanze – ich sag's ehrlich
ist für alle unentbehrlich.

Drum rat ich jedem –
Frau und Mann –
legt Euch einen Vorrat an.
Dann könnt ihr Vieles rasch ku-
rieren.
Gesundheitlich kann nichts pas-
sieren.
Schönheit habt Ihr für die Haut
Kamille – oh Du Wunderkraut!

Reinhard Meißner

Literatur

Ammon, H. P. T. und R. Kaul: Pharmakologie der Kamille und ihrer Inhaltsstoffe. Supplement der Deutschen Apotheker Zeitung, Stuttgart 1992

Ammon, H. P. T., J. Sabieraj u. R. Kaul: Kamille. Deutsche Apothekerzeitung, 136. Jahrgang, Heft 22 (1996), S. 17–30

Bauer, R. u. H. U. Feldmann: Matricaria Chamomilla. Notabene medici 10. Jahrg., 3 (1980), S. 137–139

Brüggemann, W. u. B. Uehleke: Kneipp Vademecum pro Medico. Würzburg 1992

Die Kamille als Immunstimulans. Therapeutikon 3, (1989) S. 424–425

Evers, H.-D.: Kamillenextrakt – heute noch zeitgemäß? Anforderungen, Galenik, Analytik. Wehrmedizin und Wehrpharmazie, 4 (1989), S. 126–130

Fintelmann V., H. G. Menßen u. C.-P. Siegers: Phytotherapie manual. Stuttgart 1989

Fischer-Rizzi, S.: Himmlische Düfte. München 1989

Forth, W., D. Henschler, W. Rummel, K. Starke: Pharmakologie und Toxikologie. Mannheim 1993

Gildemeister, E. und F. Hoffmann: Die ätherischen Öle. Wien 1959

Heller, E.: Wie Farben wirken – Farbpsychologie, Farbsymbolik, kreative Farbgestaltung. Reinbek bei Hamburg 1993

Herder Verlag (Hg.): Lexikon der Symbole. Freiburg 1978

Kating, H. und S.-W. Breckle: Pharmazeutische Biologie. Stuttgart 1981

Matthiolus, P. A.: Kreutterbuch v. J. Camerarius. Frankfurt 1590

Menßen, H. G.: Phytotherapeutische Welt. Frankfurt 1983

Schilcher, H.: Die Kamille – Handbuch für Ärzte, Apotheker und andere Naturwissenschaftler. Stuttgart 1987

Schlegel, M.: Stauffers Homöopathisches Taschenbuch. Heidelberg 1970

Schneider, W.: Wörterbuch der Pharmazie, Geschichte der Pharmazie. Stuttgart 1985

Steinegger, E. u. R. Hänsel: Lehrbuch der Pharmakognosie und Phytopharmazie. Heidelberg 1988

Steiner, R.: Was kann die Heilkunst durch eine geisteswissenschaftliche Betrachtung gewinnen? Dornach 1958

Wagner, H.: Pharmazeutische Biologie. Stuttgart 1982

Weiß, Rudolf F. Lehrbuch der Phytotherapie. Stuttgart 1990

Wiesenauer, M.: Homöopathie für Apotheker und Ärzte. Stuttgart 1988

Register

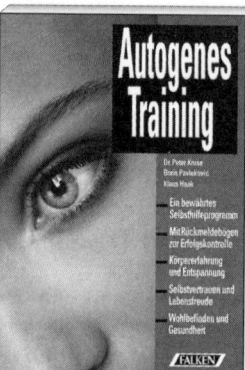

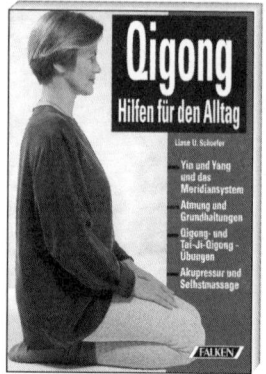

Autogenes Training

Von P. Kruse, B. Pavlekovic, K. Haak –
118 S., kart., durchgehend zweifarbig.
ISBN: 3-8068-**1278**-0
Preis: DM 24,90; öS 185,–; sFr. 24.90

In diesem Buch wird der Wechsel-
wirkung zwischen Körper und Seele
ebenso breiter Raum gewidmet wie
den Basisübungen des autogenen
Trainings. Dieses Grundwissen wird
anhand verschiedener Alltagssitua-
tionen in die Praxis umgesetzt.

FALKEN VIDEO
TELE-Rückenschule

VHS, ca. 60 Minuten, in Farbe,
mit Begleitbroschüre
ISBN: 3-8068-**6108**-0
Preis: DM 49,95; öS 399,–; sFr. 49.90
(unverbindliche Preisempfehlung)

Dieser Videokurs gibt zahlreiche
Vorsorgetips und zeigt mit speziellen
Übungsformen das Training der ver-
nachlässigten Rückenmuskulatur. So
wird die Haltung sichtbar verbessert,
und mit dem Schutz vor neuen
Rückenschmerzen geht eine Steige-
rung des Selbstbewußtseins einher.

Blütentherapie nach Dr. Bach

Von I. Wenzel – 104 S., kart.,
durchgehend zweifarbig.
ISBN: 3-635-**60019**-9
Preis: ca. DM 12,90; öS 95,–; sFr. 12.90

Das Buch informiert über die erstaun-
lichen Wirkungsweisen verschiedener
Blüten und zeigt die vielfältigen Einsatzmöglichkeiten bei der Behandlung.

Qigong. Hilfen für den Alltag

Von L. U. Schoefer –
96 S., kart., durchgehend vierfarbig,
140 Fotos, 15 Zeichnungen.
ISBN: 3-8068-**1316**-7
Preis: DM 19,90; öS 148,–; sFr. 19.90

Qigong ist eine chinesische Bewegungs-
und Atemtherapie, die es leicht macht,
in der Hektik unserer Zeit zu mehr
Ruhe, Gelassenheit und Gesundheit
zu finden.

Aromatherapie

Gesundheit und Entspannung
durch ätherische Öle
Von K. Schutt – 96 S., kart.,
40 zweifarbige Abbildungen.
ISBN: 3-8068-**1131**-8
Preis: DM 14,90; öS 110,–; sFr. 14.90

Alles über bewährte Heilkräuter und
Essenzen sowie ihre Wirkung auf
Körper und Psyche. Anleitungen zum
Sammeln, Anbauen und Lagern der
Pflanzen. Die Rezepturen ermöglichen
es, Duftöle selbst herzustellen. Mit
vielen Tips zum Kochen mit natür-
lichen Aromen.

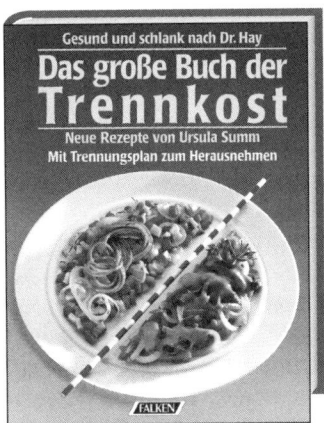

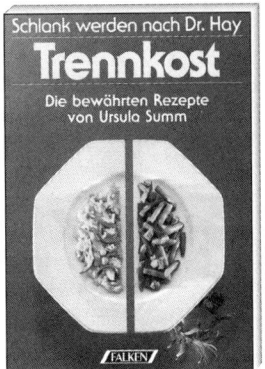

Gesund und schlank nach Dr. Hay
Das große Buch der Trennkost
Neue Rezepte von Ursula Summ
Von U. Summ –
128 S., geb., 116 Farbfotos.
ISBN: 3-8068-4498-4
Preis: DM 29,90; öS 220,–; sFr. 29.90

Jetzt kann man unbesorgt genießen, was auf den Tisch kommt, denn dieses Buch präsentiert jede Menge ausgewogene und gesunde Rezepte, für jeden Geschmack das richtige.

Gesund leben nach Dr. Hay
Schlank durch Trennkost
Neue Rezepte von Ursula Summ
Von U. Summ –
96 S., kart., 52 Farbfotos.
ISBN: 3-8068-4475-5
Preis: DM 19,90; öS 148; sFr. 19.90

Im Mittelpunkt dieses Buches steht die cholesterinarme Trennkost. Mit einer Übersicht über kohlehydrat- und eiweißreiche und mit beiden kombinierbare neutrale Lebensmittel.

Einfach gut
Das kleine 1 x 1 der Trennkost
Von S. Carlsson – 64 S., kart.,
58 Fotos, durchgehend vierfarbig.
ISBN: 3-8068-1428-7
Preis: DM 9,90; öS 73,–; sFr. 9.90

Alles über das abwechselungsreiche, kalorienarme und vollwertige Ernährungskonzept.

Schlankwerden nach Dr. Hay
Trennkost
Die bewährten Rezepte
von Ursula Summ
Von U. Summ –
96 S., kart., 54 Farbfotos.
ISBN: 3-8068-4298-1
Preis: DM 19,90; öS 148,–; sFr. 19.90

Viele schmackhafte Vollwertrezepte zeigen, daß es sich hier keineswegs um eine Schlankheitskur für Übergewichtige, sondern um eine vielseitige und reichhaltige Ernährung für die ganze Familie handelt.

Alles über die Haysche Trennkost
Wie sie funktioniert
Was sie bewirkt
Wie ich sie durchführe
Mit 60 Erfolgsrezepten
Von Th. M. Heintze –
112 S., geb., 146 Farbfotos.
ISBN: 3-8068-4771-1
Preis: DM 29,90; öS 220.–; sFr. 29,90

Viele essen und leben nach den Richtlinien der Trennkost. Doch über ihre Entstehungsgeschichte und über die Wirkung dieser Ernährung auf uns und unseren Körper ist den meisten wenig bekannt. Dieses Buch gibt auf alle Fragen umfassende Antworten. Über 60 Rezepte und ein ausführlicher Trennungsplan runden die Informationen ab.

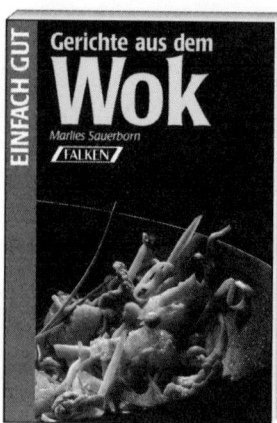

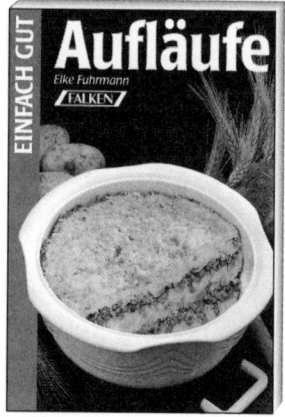

Die neue FALKEN Kochbuchserie „Einfach gut"

„Einfach gut" – die Kochbuchidee für jedermann und für jeden Tag. Alle Bände sind durchgehend vierfarbig gestaltet, und jedes Gericht wird im Bild gezeigt. Alle Rezepte wurden von Hausfrauen ausprobiert und mit wertvollen Zusatzinformationen versehen. Im optimalen Preis-Leistungs-Verhältnis präsentiert sich hier die moderne Alltagsküche!

- Wertvolle Zusatzinformationen zu den Rezepten, wie Beilagenempfehlung, Geschmacksrichtung und andere Charakteristika der Gerichte.
- Tips für die „schnelle Küche"
- Rezepte für zwei Personen (der Trend geht zum Zweipersonenhaushalt), bei Themen der Gästeküche Rezepte für vier Personen

Einfach gut
Gerichte aus dem Wok
Hrsg. M. Sauerborn – 64 S., kart., 76 Fotos, durchg. vierfarbig.
ISBN: 3-8068-1291-8
Preis: DM 9,90; öS 73,–; sFr. 9.90

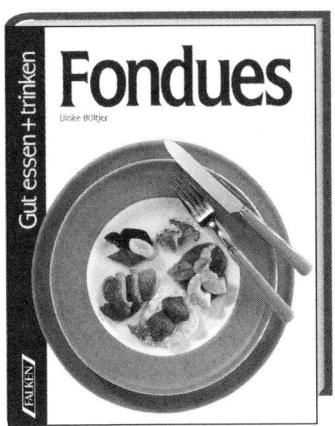

Gut essen + trinken

Ulrike Bültjer

Fondues

Gut essen und trinken
Fondues
Von U. Bültjer – 128 S., geb.,
133 Fotos, durchgehend vierfarbig.
ISBN: 3-8068-**4759**-2
Preis: DM 19,90; öS 148,–; sFr. 19.90

Gut essen und trinken
Aufläufe
Von A. Ilies –
128 S., geb., 140 Farbfotos.
ISBN: 3-8068-**4700**-2
Preis: DM 19,90; öS 148,–; sFr. 19.90

Gut essen und trinken
Gemüse
Von U. Bültjer –
128 S., geb., ca. 200 Farbfotos.
ISBN: 3-8068-**4795**-9
Preis: DM 19,90; öS 148,–; sFr. 19.90

Gut essen und trinken
Raclette und heißer Stein
Von R. M. Donhauser –
128 S., geb., 141 Farbfotos.
ISBN: 3-8068-**4766**-5
Preis: DM 19,90; öS 148,–; sFr. 19.90

Vegetarisch kochen
Hrsg. von C. Leitzmann – ca. 144 S.,
kart., durchgehend zweifarbig.
ISBN: 3-635-**60026**-1
Preis: ca. DM 12,90; öS 95,–; sFr. 12.90
Über 120 Rezepte ohne Fleisch und
Fisch für Vorspeisen, Hauptspeisen
und Desserts.

Vegetarisch kochen und genießen
Von C. Leitzmann, K. Dittrich, C. Kurz,
G. Kurz – 128 S., geb., 132 Farbfotos.
ISBN: 3-8068-**4715**-0
Preis: DM 36,–; öS 268,–; sFr. 36.–
Ein Buch, das zeigt, wie man sich
gesund ernähren kann, ohne allzuviel
Zeit investieren zu müssen. Mit leich-
ten, gesunden Rezepten, die schnell
und einfach zubereitet werden
können.

Preiswert kochen
Hrsg. E. Fuhrmann – ca. 136 S., kart.
ISBN: 3-635-**60025**-3
Preis: ca. DM 12,90; öS 95,–; sFr. 12.90
Zum preiswerten Kochen gehören
auch der günstige Einkauf und das
sachgerechte Lagern und Einfrieren
der Lebensmittel. Und natürlich jede
Menge Rezepte mit den Köstlichkeiten
der Saison.

Mikrowellen-Kochbuch
Von B. Pfeiffer – ca. 128 S., kart.
ISBN: 3-635-**60008**-3
Preis: ca. DM 12,90; öS 95,–; sFr. 12.90
Alles Wissenswerte über die moderne
und schnelle Form des Kochens. Mit
Erläuterungen zu Technik und Einsatz-
möglichkeiten und natürlich vielen
abwechslungsreichen Mikrowellen-
rezepten.

FALKEN

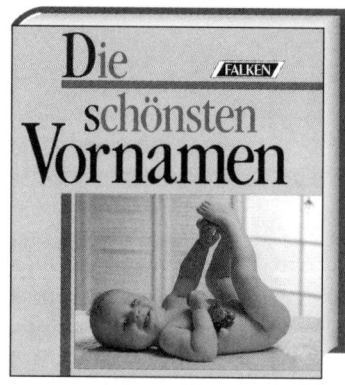

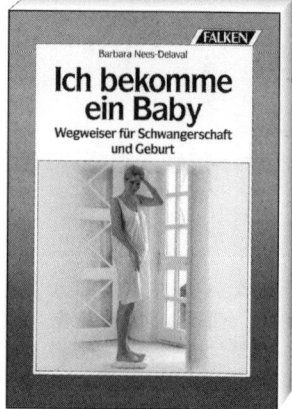

Die schönsten Vornamen
Hrsg. von D. Voorgang – 200 S., geb.,
über 100 Farbzeichnungen.
ISBN: 3-8068-4755-X
Preis: DM 19,90; öS 148,–; sFr. 19.90

Schön soll er sein und wohlklingend,
etwas ausgefallen vielleicht, aber nicht
zu exotisch – die Wahl des Vornamens
will wohl bedacht sein.

Das Babybuch
Von A. Burkert –
96 S., kart., 98 Zeichnungen.
ISBN: 3-8068-0531-8
Preis: DM 12,90; öS 95,–; sFr. 12.90

Ein unentbehrlicher Ratgeber mit vielen Tips und praktischer Hilfe für die
richtige Pflege, Ernährung und Gesun-
derhaltung des Kleinkindes.

Der große FALKEN Babykurs
Von K. Schutt – 352 S., geb.,
591 Farbfotos, 20 Farbzeichnungen.
ISBN: 3-8068-4739-8
Preis: DM 39,90; öS 295,–; sFr. 39.90

Der große FALKEN Babykurs bietet
eine wohl einzigartig breite Themen-
palette in hervorragender Darstellung
auf aktuellstem Wissensstand. Ein
unentbehrlicher Begleiter durch
die ersten beiden Babyjahre.

Ich bekomme ein Baby
Von B. Nees-Delaval – 144 S., kart.,
zahlr. Abb., durchg. zweifarbig.
ISBN: 3-8068-1254-3
Preis: DM 19,90; öS 148,–; sFr. 19.90

Dieser moderne Ratgeber vermittelt
alles Wissenswerte über Schwangerschaft, Geburt und die unmittelbare
Zeit danach.

Babyfitneß
Von G. Zeiß –
112 S., kart., 179 farbige Illustrationen.
ISBN: 3-8068-1034-6
Preis: DM 19,90; öS 148,–; sFr. 19.90

Massage, Spiele, Gymnastik und
Schwimmen zur Förderung der emo-
tionalen, geistigen und körperlichen
Gesundheit im ersten Lebensjahr.

Geburtsvorbereitung
Von G. Dürer, G. Zeiß – 134 S., kart.,
95 Zeichnungen, zweifarbig.
ISBN: 3-8068-1169-5
Preis: DM 19,90; öS 148,–; sFr. 19.90

Der ideale Begleiter für die Zeit der
Schwangerschaft! Gymnastik, Ent-
spannungsübungen und Meditation
bereiten Körper und Geist gemeinsam
auf das große Ereignis vor.

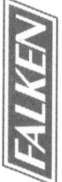